谨以此书献给我的父母和家人

献给我尊敬的导师

约翰·贝曼博士

当我找到自己时

用萨提亚模式发掘内在生命能量

王俊华——著

广西科学技术出版社
·南宁·

图书在版编目（CIP）数据

当我找到自己时：用萨提亚模式发掘内在生命能量 / 王俊华著 . — 南宁：广西科学技术出版社，2023.6（2025.5 重印）

ISBN 978-7-5551-1946-3

Ⅰ . ①当… Ⅱ . ①王… Ⅲ . ①家庭—精神疗法 Ⅳ . ① R749.055

中国国家版本馆 CIP 数据核字 (2023) 第 074041 号

DANG WO ZHAODAO ZIJI SHI: YONG SATIYA MOSHI FAJUE NEIZAI SHENGMING NENGLIANG

当我找到自己时：用萨提亚模式发掘内在生命能量

王俊华　著

策划编辑：冯　兰　常　坤　　　　责任编辑：秦慧聪
责任校对：方振发　　　　　　　　责任印制：陆　弟
装帧设计：古澗千溪

出 版 人：岑　刚　　　　　　　　出版发行：广西科学技术出版社
社　　址：广西南宁市青秀区东葛路 66 号　　邮政编码：530023

印　　刷：北京中科印刷有限公司　　邮政编码：101118
地　　址：北京市通州区宋庄工业区 1 号楼 101 号
开　　本：880mm × 1240mm 1/32
字　　数：183 千字　　　　　　　印　　张：9.25
版　　次：2023 年 6 月第 1 版　　印　　次：2025 年 5 月第 2 次印刷
书　　号：ISBN 978-7-5551-1946-3
定　　价：56.00 元

推荐序一

很多人都发现，最近这些日子，我们面临着比以往更多的压力和挑战。我们深受外在环境，特别是新冠病毒的影响。我们忙于应对外在世界以及它对个人生活的影响，以求生存的方式活着——应付着周遭，处理着杂务，机械地“运行”着。

通过阅读本书，你能够很好地了解他人是如何实现个人成长，变得更有责任心、更愉悦的。这十分有助于化解你的挣扎之苦，让你的生活变得更幸福、更健康、更成功。本书基于国际著名家庭治疗大师维吉尼亚·萨提亚的理论，是一本助力个人成长的指南。

萨提亚相信，我们每个人都值得被爱，改变是可能的。作者将运用这些理念，指导你更好地处理你与你的过去、你的人际关系、你的内在体验之间的关系。她帮助你信任自己，对自己负责，并且为你和他人创造一个更好的未来。

我向你保证，如果你根据本书中的信息和指点进行练习，你一定会变得更幸福、更健康、更成功。本书的出版恰逢其时，我将这本书强烈推荐给你、你的家人以及你的朋友和同事。祝你阅读愉快！

约翰·贝曼博士

《萨提亚家庭治疗模式》作者之一
北京师范大学客座教授（2014—2019）
加拿大不列颠哥伦比亚大学副教授（退休）
萨提亚模式国际培训师（1986年至今）

推荐序二

我和俊华是好朋友，就是那种总见面、总有说不完的话的朋友。跟普通的闺蜜不同，我们聊的虽然是生活中的琐事，却很专业。我和她结缘是因为我们一起学习心理学流派萨提亚模式；我和她深交是因为我们是萨提亚模式专业课同一个学习小组的成员，且是自愿组合的。几年来，我俩与另外两位朋友的学习小组每个月都有一次聚会，连春节都没有间断过。我们的聚会谈论的是个人的成长和学习，不同的是我们用萨提亚模式的思维思考问题，用萨提亚模式的语言交谈。俊华是做编辑工作的，我也常常写作，因此我俩又多了一层关于文字的关系。

这么多年走过来，我对俊华的欣赏和敬佩也越来越多。我看着她从过去总是认为生活中有很多“应该”的人变成了一个更加有弹性的人，看着她从一个“超理智”的人变成了一个柔软、感性又温柔的女人，看着她从过去只写“有用”的文章的大编辑变成了一个开始写“鸡汤文”的文艺女中年……

俊华本来有着高学历和稳定的工作，且过着在他人看来够滋润的日子，却在快要40岁的时候带着对人的好奇、对真理的追索，回学校攻读了心理学研究生。她在研究生毕业后继续深耕心理学，萨提亚模式就是她深入学习并实践和运用最多的心理学流派。

退休之前，俊华在编辑工作之外，也担任心理咨询师，两份工作她都做得很快乐。

俊华会学习，在一起学习心理学的同仁中，她是精进很快的一个。令人敬佩的是，她会去体验和实践学到的东西。由于对每个当下的好奇和觉察，她将生活中困扰她的纽扣一个一个地解开了。我了解她的很多故事，我清楚地看到当她开始变得越来越清明时，她和先生的关系、和孩子的关系、和同事的关系以及和朋友们的关系也变得越来越润泽。

俊华现在已经从高校退休，没有单位工作的牵绊，可以专心从事热爱的心理学工作：咨询、讲课、写作。她像太阳一样，自己发热，温暖世界。

与自己相遇，是俊华在她的书里要表达的核心概念，就像她在书里写的那样：“做自己够好的陪伴者。”

这些年我做家庭教育工作，接触了成千上万个焦虑的家长。很多时候，他们和孩子的关系出了问题，看上去好像是孩子出了状况，可当我们帮助家长看到他们自己卡在哪里并帮助他们疏通的时候，孩子的问题往往便迎刃而解了。夫妻关系又何尝不是这样呢？问题本来就不是问题，是我们看问题的态度和处理方式有问题啊！

万流归宗，还是要回到自己的身上。俊华在她的书里讲了许多故事，有她自己的切身体验，也有发生在身边人身上的事，还有她的来访者的故事。每一个故事，讲的是一个人，好像又讲了我们所有人，因为我们都是“宇宙同一生命力的独特呈现”。

即使我和俊华如此熟悉，每次读她的文字我依然会落泪。她的文字不仅优美，很多语言还有直击内心的力量。读她的文字可以产生生命与生命的共鸣，也会被她书中描述的美好生命所感动。比起平日跟她面对面交流，我从她的文字里能收获更深刻的学习和成长。

静下心来读一读这本书，你一定会对生命和成长有更多的感悟。更重要的是，你会感觉到你值得拥有美好！

刘称莲

著名家庭教育研究者、作家
高级家庭教育指导师
萨提亚模式家庭治疗师、培训师

自序

内心充盈的旅程

我生命中的重大转折始于36岁那年。那时，我获得法学硕士学位以后，在北京一所高校工作将近10年，不出意外的话，会很快晋升副教授。我有很负责任的先生、可爱的儿子，也有可以安身立命的房子。

那是2003年春，“非典”肆虐京城，孩子随爷爷奶奶去了老家，有几天时间，单位的一些工作也被迫暂时搁置。也许是因为在长久忙忙碌碌的生活中难得出现一段空档，也许是因为当时的情境特殊，我开始思考自己这么多年的生活。

我才发现，一方面，当年那个农村小姑娘想要的东西都已经有了，甚至包括她不曾奢望的；另一方面，当我静下来时，内心却又感觉空落落的，偶尔还会有一些酸楚和疼痛泛上来。

这分明是还缺很重要的东西，是什么，我又该到哪里去寻找呢？

一天上午，我和先生来到家附近的河边，坐在树荫下看报纸。我忽然发现了我的一个阅读习惯：把报纸杂志上和心理学有关的内容先仔细看完，再读自己专业范围内的东西。

莫非，我需要的东西和心理学有关？我没有让这个念头一闪而过，后来决定去北京师范大学学习心理学。再后来，我遇到了萨提亚模式。

我在人生的初年常以家人为荣，却以自己为耻。我的身体瘦弱多病，一两岁的时候曾经有两次病得奄奄一息，医生也没有办法，妈妈无望地放弃，又抱回；我长得不漂亮，又因为干农活不力，因而被比较、评判甚至嘲笑……我内心脆弱而惶恐，外在表现则是容易被激惹而爆发。记忆里，我小小的身躯经常笼罩在很大很大的情绪乌云下。

我也有非常幸运的事情，最重要的就是 7 岁上学以后，我学业顺利，内心开始有了光亮。是读书真实地改变了我的命运。

只是我后来才知道，很多事情的影响其实一直都在。

当我第一次走进萨提亚模式的工作坊时，我就被它洞察人性、尊重人的价值、提升生命能量的巨大魅力深深地吸引。从此，我非常用心地学习萨提亚模式，不厌其烦地在自己身上运用：原生家庭的影响、过往的经历，我一有机会就去体验、觉察、承认、接纳、转化，以不同的方式不断练习，让自己的内心和谐，学习为自己更多的内在负责任……

特别是对萨提亚冰山隐喻中“自己”的深刻体验和联结。自己，指一个人的本质、核心、生命力。约翰·贝曼博士曾经给了“自己”一个奇妙的比喻：“发光体”。我们的行为、应对方式、感受、感受的感受（即因对感受的看法而引发的感受）、观点、想法、信念、期待等，都只是我们的体验。就像天空中偶尔出现的乌云、雾霾、污染，也许它们会暂时挡住光线，但发光体的光芒无法阻挡；即使阴雨连绵，过后依然有美丽的阳光。

第一次听老师这么讲时，我的心瞬间被震撼，感到茅塞顿开：原来，这就是我们苦苦寻找的自己；原来，它如此美丽！

之后，我常常有意识地联结“自己”，耐心地陪伴自己，也开始把所学的这些运用在我的家人、朋友和来访者身上。就这样，慢慢地，我的内心变得和谐、安静、充盈。

在学习和运用萨提亚模式的过程中，我见证了太多激动人心的时刻，那是美妙的心灵旅程。我把我自己的一些经历记录下来，也把周围一些人的成长故事写下来，征得他们同意，就有了《那一刻，我看见了自己：萨提亚模式心灵成长手记》一书，于2017年4月由广西科学技术出版社出版。

6年的时间过去了，这次再版，为方便起见，我保留了故事发生的时间和原貌。除了精练文字，主要修订了两点：一是删除原来每篇文章后面的萨提亚模式小知识，改成“成长小提示”，对本文涉及的几个点进行强调或解释；二是在每章的后面尝试用萨提亚模式对本章内容进行解读，如萨提亚模式如何看待“我是谁”，如何看待原生家庭的影响，如何看待关系、改变，等等。

感谢我在萨提亚模式学习过程中所有的老师和伙伴，没有他们，就不会有我的今天；感谢我的家人、朋友和来访者，他们给了我更多的学习和启发，还同意我分享他们的故事，为本书提供了更加丰富的视角；感谢广西科学技术出版社的持续支持，感谢我的编辑冯兰女士、常坤女士和这本书的工作团队，让本书得以呈现出今天的模样。

王俊华

目录

contents

Chapter 1

第一章

与美好的自己相遇

我是谁?

我是谁？是自始至终、与生俱来的生命能量的独特显现，本质上纯洁而美好。

几天前，我听到消息说，陆欣两年前就辞职在家了。一时间，震惊、疑惑、遗憾、感叹……相互交织在一起，萦绕在我的心头。

陆欣是我曾经给自己树立的一个“榜样”，我无法理解她的做法。于是，我很快拨通了她的电话，直奔我想要的主题：为什么?

她一如既往，没有丝毫敷衍我的意思：“我体验到了一种深层的痛苦，感觉自己整天像一台机器一样，一刻不停地运转……我问自己，难道一辈子都要这样吗？然后，一系列的问题就来了：‘我是谁？我到底想要什么？’答案居然是我——不——知——道！这太让人悲哀了！如果说上半辈子稀里糊涂的（当时还以为自己特别清楚呢），那么下半辈子不能也搭进去。于是，我决定给自己按下暂停键，去寻找我自己。”[1]

我和陆欣是在大学里认识的，说起来交往不算多。她和我最要好的朋友是高中的同班好友，是我们学校法律系的高才生。不知道为什么，我们俩属于不说则已，一说就能推心置腹的朋友。我最佩服的就是她对自己的人生有非常清晰的规划。

比如，她有很多不容置疑的“理论”：大学是谈恋爱的最好季节，大学里错过恋爱，就像花儿错过春天；本科毕业工作尚可的话，读研就显得多余，在工作中能学到比书本上更多的东西；刚刚参加工作，你再努力、再能干，也是小丫头片子一个，难得重用，还不如利用这段时间结婚生子，把生活安排得好好的，将来孩子长大了，你也成熟稳重了，有了工作的经验，人还比较年轻，机会自然就是你的……

她是这样说的，也是这样做的：大学时和中文系一个男生谈恋爱，在校园里出双入对；一毕业就结婚，很快就有了孩子。当我们很多人还是单身，为找对象百转愁肠的时候，她已经一针一线、一茶一饭地埋头于生活，俨然是一个成熟的小妇人了。

在她辞职之前，她的女儿已经大学毕业。她本人也从一家城市晚报的宣传干事做起，40 岁刚过就被任命为省报业集团法务部的总监。

这不就是她当初想要的幸福和成功吗？我一直都不由自主地把陆欣当成榜样，把她的时间点当成标准版的“人生成长计划表”。

可是，她辞职了，说她不知道她是谁了！

曾经那般清晰的规划开始变得不清晰，早已规划好的生活轨迹在这里戛然而止。她意识到，自己之前头脑太清晰，太按逻辑办事，忽略了内心更本质的东西。[2]

目前，她正在读书，旅游，练习瑜伽，也参加一些工作坊、心灵成长的课程等。至于将来的打算，她说还没想好，也许会做和教育有关的事情，比如，成立一个青少年成长培训中心。说完，她自己笑了："这一切完全不在这辈子的计划范围之内。"[3]

看来现实中真不乏这样的例子。华语世界深具影响力的个人成长作家张德芬，曾经是光鲜亮丽的台湾电视知名新闻女主播、美国加州大学MBA，她辞去高薪工作，专门研修各种不同的个人成长课程以及心理治疗方法，成为一位为追求自我真相不辞艰辛、跋山涉水的心灵修行者。她最初写的几本书，关键词都是"自己"。

搜狐创始人、中国第一代互联网精英张朝阳曾经说过这样的一句话："我是真的什么都有了，可我居然还这么痛苦。"他也经历了一段寻找自我的过程。

在网络上浏览一番，我们会发现不少人在苦恼：我不知道我是谁。生活中，我们也会时不时听到类似的感叹，只不过多数人止于感叹，没有下那么大的决心要搞清楚罢了。

我是谁？这看来是一个根本性的问题，这个问题不弄清楚，生活中就会出现各种各样的状况。[4]

那么，我是谁呢？

在学习和运用萨提亚模式的过程中，我一次又一次在不同程度上触碰到了这个议题，一点一点地理解并体验到了我是谁。

记忆最深刻的是在国际知名萨提亚导师约翰·贝曼博士的一次专业课上，贝曼老师讲萨提亚模式的冰山隐喻：一个人就像一座漂浮在海面上的巨大冰山体，能够被外界看到的行为或应对方式只是露在水面之上很小的一部分，暗藏在海平面之下更大的山体才是我们真实而丰富的内在，从上到下或者说从外到里，依次包括感受、感受的感受、观点、想法、信念、期待、渴望和底层的“自己：我是”（self: I am）。

对于“自己”，进一步的解释是生命力、精神、灵魂、核心、本质（life force, spirit, soul, core, essence），这是所有人都相同的部分，是我们的生命力和生命能量。

那之前，我已经不止一次学习过冰山理论，但这一次贝曼老师从冰山的底层“自己”讲起，他将“自己”奇妙地比喻为“发光体”，而把底层之上的其他部分比喻成天空中偶尔出现的乌云、雾霾、污染等，也许它们会暂时把光线挡住，但无法阻挡这个发光体的光芒！即使阴雨连绵，风雨之后依然有美丽的阳光！

看着助教在冰山底层画的那个闪闪发光的图案，我一下子有一种醍醐灌顶、浑身通透的感觉，一个温暖的、金灿灿的太阳在心中冉冉升起，我内心变得无比温暖、踏实、有力量！

原来，这就是我们苦苦寻找的自己；原来，她如此美丽！

一瞬间，兴奋、激动等各种情感夹杂在一起，我的眼泪不由自主地喷涌而出……我真想告诉所有认识甚至不认识的人：原来，我的“自己”这样美好，每个人都有一个如此美好的自己！

我理解并体验到了我是谁。

随着学习和体验的不断深入，我听到更多贴切的比喻，比如说“自己”像钻石，一颗有着无数个侧面的钻石，尽管有一些甚至很多的侧面在某些时候会被尘土所覆盖，但是拂去表面的尘土，它依然晶莹剔透、熠熠闪光！

慢慢地，我也有了我的比喻：像河流，不管是细流还是巨浪，不管是巉岩前阻还是一泻千里，都会勇往直前、奔腾不息；像树木，走过风雨，走过春秋，有过枝繁叶茂，有过庄严灿烂，不屈不挠，坚强挺立；像水，大有江河湖泊，小有杯瓶坛罐，装在不同的容器里，呈现不同的形态，都是一样的水。上善若水。

我是谁？不是外在的呈现，不是一时的悲欢，是自始至终、与生俱来的那股生命的能量，是生命的核心和本质，是我们的中心、生命的家园。

我是谁？头脑的了解固然重要，更重要的是联结、体验到这份宇宙赋予我们每个人的生命能量，并能在需要的时候回到这个生命的中心。[5]

成长小提示

[1]“我是谁？”不少人到一定年龄或阶段都会有这样的疑问，按照我的理解，这常常是我们的人生从求生存的状态到求发展或成长的转变，需要更加有意识，也需要更多的学习。

[2] 头脑的规划、逻辑很重要，但身体、内心的感受和体验更加不容忽视，更加重要。

[3] 确实，人生是走出来的，不是计划出来的。

[4] 萨提亚女士曾把“我是谁”这个问题说成是“这个人类核心的问题”。

[5] 萨提亚模式特别强调体验性，也就是说，我是谁，不仅是一个知道或不知道的问题，更是一个能不能体验到、体验到的频率和程度的问题，这也是个人成长的重要方向。

找到自己是什么样的感觉？

当我找到自己时，我就成了再度诞生的新人，眼前的世界都和过去不一样了。

我接到一个心理学教育机构主办方的邀请，对方想让我为一个工作坊做助教。我直接或间接地接触过带领老师，希望能从她那里学习一些东西，也能支持这个课程，就安排好时间答应了。没想到，带领老师很在意我没有以学员的身份体验过她的工作坊，于是拒绝了我。

我心有遗憾，但也平静地接受了。

第二天，主办方说特意邀请我为工作坊做报道。这也是我喜欢做的事情，就愉快地答应了。还是没想到，尽管设置了保密原则，一些学员还是感到不安全。

学员的学习和体验才是最重要的，于是，我带着些许无奈，安静地离开了工作坊。

这个过程检验了我面对拒绝、怀疑甚至不被信任时内心的状态，觉察到了我的平静、稳定和接纳，并在这个过程中学习。

我就像意识到自己顺利通过了一场考试一样，心头忽然升起一份欣喜、激动甚至是欣赏。

能这样平稳地应对被我比较在意的人拒绝，平静地面对被怀疑和不被信任，对我而言并不是一件容易的事情。曾几何时，我最怕被拒绝、被否定，最怕被别人看不起，别说是他人不屑一顾的态度，哪怕是从别人的一个眼神、一句话的语气中解读出了不认可，我也会瞬间跳起来，要么对对方生气，要么对自己失望。我好像特别需要别人的肯定和认可，尤其是对我的能力、做人方面的肯定和认可，否则就代表着我作为一个人的价值被贬低和否定。这成了我的一个“心理按钮”[1]，多少年、多少次都屡试不爽。

我今天能有这样的状态，既接纳、尊重别人的选择，又接纳和认可自己，真的要感谢这些年的经历，特别是在学习萨提亚模式过程中的成长和改变。从 2010 年学习萨提亚模式至今，我没有停止过运用它探索自己，我也把它用在生活中和咨询中，帮助我的家人、学生、来访者和朋友。一路走来，我收获了满满的惊喜。

不止一个人问我：“能不能用一句话概括萨提亚模式的精髓？”或者类似这样的问题：“学习萨提亚，最触动你、让你印象最深刻的是什么？”

我说过：“最激动人心的就是看见自己的那一刻，和自己的生命能量联结的那一刻。”

“看见自己”“和自己相遇”，生活中有很多这样的说法，这是一种什么样的感觉，我为什么说“激动人心”呢？

我分享一下最深刻的两次体验。

一次是在国际知名萨提亚导师约翰·贝曼博士的专业课上，我在自序中已经讲过。之后很长时间，每当想起那一刻，我都会感动得泪流满面，我都能一次次体验到温暖和力量，2017年出版的《那一刻，我看见了自己：萨提亚模式心灵成长手记》的书名，也由此而来。

另一次是在沈明莹老师为期8天的心灵成长工作坊里。学员们画完原生家庭图[2]，沈老师让我们把从每个家庭成员那里传承的、学习的、感悟到的资源，写在一张张纸条上，放在家庭图每个人所在的位置上；画完影响轮[3]，沈老师让我们把对我们有重要影响的人、事、物带给我们的资源，以及由不再适用的资源转化而来的、我们重新看到的资源，在纸条上写下来；画完生命线[4]，沈老师让我们把在生命的每一个重要拐点发展出来的资源，写在纸条上。

在最后一天感谢和欣赏的环节之后，沈老师让我们把一些彩色的纸撕成条，把学员之间相互欣赏的话写在纸条上送给对方。最后，沈老师让我们打开画好的家庭图，把所有这些纸条一张一张地摆放在合适的位置。

手拿着鼓鼓的、装在信封里的各色纸条，我开始一张一张地往家庭图上摆放：我们全家人都拥有的善良、朴实和正直，奶奶的聪明、坚强和勤劳，父亲的认真、负责和淡泊，母亲的勇敢、担当和能干……我的手在微微发抖，我感到浑身发热，像一个小火炉一样噗噗地往外冒着热气，好像有一股接一股不知是能量还是血液的东西在身体里流动……

我泪眼模糊地完成了后续纸条的摆放，心中充满了感恩和感动。我依稀看见一个家族的古往今来、血脉传承，其中的每一个人都有所发展，都有自己的独特和贡献。

我站起身来，低头看这张被各色纸条完整覆盖的全开纸，仿佛看到了一个巨大而珍贵的宝藏。我一时很难说清，是我拥有这个宝藏，还是我就是这个宝藏!

我一直站在那里，任幸福的泪水流淌……幸福、健康、希望……原来，我如此富足!

萨提亚模式把提升自我价值感、联结生命能量作为最重要、最核心的目标，几乎所有的教学都服务于此。当一个人有较高的自我价值感，能稳定地感受和联结强大的生命能量时，就会产生爱与勇气，这样的爱可以疗愈曾经的伤与痛，这样的勇气可以推动新的决定和选择，让人从此走上一条不同的道路。

正如一个学员的分享："当我找到自己时，我就成了再度诞生的新人，眼前的世界都和过去不一样了。那种稳稳站在地上，用自己的眼睛和心灵去看世界的感觉太棒了！"

就像我需要认可、害怕被拒绝的心理按钮，当我能够找到自己，和自己在一起时，内心的恐惧减轻，对别人生气、指责自己等防御的工具就容易放下了。我知道别人在哪里，也知道我在哪里，与人、与己的相处开始变得轻松而愉快。

看见自己，生命因此而不同！

成长小提示

[1] 心理按钮：是对人们在现实生活中内心最敏感的、最在乎的部分的形象化称呼，也称为情结，可能被一句话、一件事触发，快速启动多为负面的情绪或行为反应。

[2] 原生家庭图：萨提亚模式最重要的工具之一，目的在于觉察我们在成长过程中所熟悉的模式，转化和改变一些事件对我们的影响，在画家庭图的过程中接纳、欣赏过去，从原生家庭中联结丰富的资源，提高我们管理现在的能力。

[3] 影响轮：萨提亚模式工具之一，可以展示每个人在人生的童年和成人阶段，在情感和生理等方面得到支持或深受影响的重要的人、事、物。在一个人成长的过程中，影响的因子越多，一个人拥有的资源就越丰富。

[4] 生命线：也称生命之旅，在一条横线上按照年龄分段，然后标注一些发生重要事件的点并进行探索。目的在于帮助一个人通过回顾悲惨的经历或看起来很失败的事情，更加理解自己、原谅自己、接纳自己，更好地面对自己，不让过去的情绪掌控现在的生活，并为一些成功锚定能量，更好地把注意力集中在实现未来的目标上。

我是值得的

我是值得的，这是一个关于自我信念的重大转变。

一个萨提亚模式的老学员曾以文字的形式分享了她个人成长中一个非常重要的转折点：一次，著名萨提亚家庭治疗模式导师玛莉亚·葛茉莉给她做家庭重塑（family reconstruction）[1]。回到小时候的一个场景，爸爸（角色扮演者）皱着眉头吼她：“哭什么哭，就知道哭，我看见你这样就烦！”这时，葛茉莉把一只手放在她的后背上，她的后背顿时就挺直了。她好像找到了自己的力量，大声说：“爸爸，我不喜欢你这样说我。”葛茉莉接着鼓励她：“你告诉爸爸，你是值得的。”她看着爸爸的眼睛学着说：“我是值得的！”

她说：“当我说完这句话时，身体产生了一种非常神奇的感觉。有股能量像电流一样迅速贯穿我的全身，从脚底一直到头顶，身体的每一个细胞似乎都充满了能量。我感觉整个人都焕然一新，饱满起来……我的眼泪流了下来，这是喜悦的泪水，是自己与自己相遇，喜极而泣。身体的每个细胞都记住了这个体验：我是值得的。”

我是值得的！这是怎样的一句话，竟有着这样的力量？在萨提亚模式的课堂上，我不止一次在别人身上见识过这句话的神奇，而且非常有幸，我也亲身体验过这句话带给我的震撼、改变和成长。

2012 年，在国际知名萨提亚导师约翰·贝曼博士的一次专业课上，我在提问环节问了一个问题，我并不觉得有多严重，但它困扰我很久了。我泪点很低，每次说到甚至读到一些表达感受的词语，我就会体验到那种感受，比如，说到甚至读到“难过、心酸、委屈……”，我会真切地体验到难过、心酸、委屈……有时我会忍不住流眼泪，或者哽咽着说不出话来。要命的是，它不分场合，这让我每次当众说话的时候都会感到紧张。我不知道其中的原因是什么，想知道有没有什么办法可以改善这一境况。

听了我的问题，贝曼老师想了想说，他不太了解我和我的故事，尝试着回答一下，也许不适合我。他说：“也许，你比较敏感；也许，你压抑了一些感受，有一些深刻的渴望没有得到满足。你需要满足这些渴望，但你做得不太好，你太忙着在外面获得成就了。

“你太忙于行动（doing）的状态，顾不上存在（being）的状态。因为你更爱你的成就和成功，而不是爱你自己。[2]你不爱自己，也许是因为有一件事挡住了你，那就是，有人忘记告诉你了，妈妈没有告诉过你，爸爸没有告诉过你，老师也没有告诉过你。今天，我想告诉你：你是特别的，你是可爱的，你是值得的，而且这是真的。”

贝曼老师是用英语讲这些话的，我听懂了。一字一句，音质、音量、声调、语气，以一种特别的节奏敲打着我的心，有一种大珠小珠落玉盘的感觉。贝曼老师的声音低沉、慈祥而温和，像一个牧师，像一个教父，特别是最后的那句：“You are special, you are lovable, you deserve it, and, it is true.”。（你是特别的，你是可爱的，你是值得的，而且这是真的。）说得那么温和，那么坚定，那么不容置疑，分明在说，我根本无须为我存在的基础担忧！

这之后贝曼老师还说了一些什么，我都听不到了，只有这句话反复回响在我的耳边：“You are special, you are lovable, you deserve it, and, it is true.”。

这个回答太出乎预料了，我没有丝毫的心理准备。惊愕之余，我的内心有一种错综复杂的东西瞬间被触发，真像触电了一样，我的身体开始不听使唤地微微发抖，眼泪像断了线的珍珠扑簌簌地掉落下来……

一时间，一个尘封了太久，以至于我自己都没能意识到它存在的“盒子”好像在无意之间被打开了，那里是积攒了许久的生气、委屈、无奈、不满意、不值得……

是啊！小时候，我对自己是“捡来的孩子”信以为真，心中的那份慌张不安；我曾因为不漂亮被比较，那种无地自容的羞耻感；因为力气小而干砸农活，心中的那份懊恼……曾经，同学一个有意无意的眼神就让我问遍宿舍所有人：“我平时看起来是不是特别愚蠢？”曾经，我和男朋友分手，他掰着手指数一、二、三、四、五、六……历数我的不是，那种被当作石头一样对待的感觉……

原来，我还有这么一个“宝贝”盒子！

觉察是改变的开始，接下来的家庭雕塑练习，我不可避免地成为主角。团队其他的八个人为我工作，温暖而有爱。在这样安全、支持的氛围中，我开放地打开属于我的“潘多拉盒子”，去看到、去体验、去厘清、去释放呈现在我头脑中的、过去曾经发生的那些事件带给我的影响，并站在今天成年人的角度重新解读、选择和决定。

潮湿的东西一经和煦的阳光晒过，就会变得温暖而舒服。在大家的陪伴下，我惊喜地发现了属于自己的特有的宝藏，体验到我的生命在本质上是多么纯洁而美好。我开始变得有力量，再去联结生命中重要的他人，理解了他们以他们学会的熟悉的方式对待我，虽然那些事情一度让我感到很受伤。现在，换一种视角，这些事情也在很大程度上帮助了我，让我发展出更多的优秀品质，才让我成为今天的模样。

雕塑练习结束，我的心里多了一份欣赏、一份感激、一份原谅、一份释然……是对他人的，也是对自己的。

从听到“你是值得的”，到真正地相信并体验到“我是值得的”，还有一段很长的路程要走，特别是在面临压力的时候就更不容易了。我时不时地还会怀疑自己，否定自己，但有了“我是值得的”的信念，我就能比以往更快地看到前方，看到光亮，会重拾信心，回归生命的中心，联结自己本质上的纯洁和美好。

如今，我的“宝贝”盒子里的画面和感受偶尔还会冒出来光临一番。通常，它已不再那么苦涩。当我想起当年那些恨不得找个地缝钻进去的“丑事”时，有时居然能对它会心一笑，觉得真实而有趣；有时候，我还会像说着别人童年的趣事一样开心，心里很清楚：那是哪一年、我多大年龄时干的事，如果是今天，我一定会有更好的选择。[3]

慢慢地，接纳这样的成长轨迹变得不再困难。

后来，我不止一次在工作坊、心理咨询的专业课上听到这句话：“你是值得的。”几乎每一次，当事人听后都会表示很震撼。这也许是因为，在我们成长的经历中，内心的声音更多的是：我不好，我不够好，我需要更好，我不配，我没有资格，我不值得……然而在内心深处，我们又特别渴望被认可、被肯定、被赞美、被爱……

精子和卵子相遇有了胚胎，是一个奇迹；那样的一个胎儿，经过自己的努力，来到这个世界，是一个奇迹；一个人经历了这么多，能好好地活到今天，也是一个奇迹。每个人都是奇迹，你当然值得！萨提亚女士相信，每个人都是上帝花园中的一朵花，而每一朵花都将结出不同的果实。作为一朵花，你当然值得！约翰·贝曼博士认为，上帝按照自己的样子创造了人类，作为一个人，你当然值得！

我是值得的，这是一个关于自我信念的重大转变，远比“我不值得”要真实一百倍。所以，让我们相信，让我们身体的每一个细胞都记住：我是值得的。

成长小提示

[1] 家庭重塑：萨提亚模式中一种用角色扮演的雕塑方式对家庭进行干预、治疗的方法，目的在于帮助人们重新进入原生家庭的历史和心理矩阵中属于自己的位置，以一种崭新的视角重新看待父母和自己，整合后以一种新的观念看待现在和未来。

[2] 爱自己和爱自己的成就、成功是很不一样的，那些外在的成就、成功如果不能和爱的渴望相联结，那么这个人就很难体验到内在的幸福。

[3] 当年的应对只是在求生存状态下的即时反应，这和有觉察、有意识地选择和回应是完全不同的。

无须证明给谁看

最需要倾听的，是自己内心的声音；最需要相信的，是自己的挚爱和选择。

1

大学生就业难，一个本科毕业生手里拿了一大把的证书：计算机的、英语的、律师资格的……甚至汽车驾驶证都提前考了，说万一有用呢。结果定下来的工作他还是不太满意。

我和一个同事说起这事，他自嘲说，他当年手里也有过一大把证书，区别在于，他是参加工作以后又去参加这些考试的，并不是因为就业的问题。

我们同一年入职，这事我还有印象。他在十几年前研究生毕业刚工作的那几年里，拼命地学习不同的学科，不停地参加各种资格考试：公务员资格考试、律师资格考试、会计师资格考试……以自己的聪明和勤奋，每次都能比较顺利地通过考试，据说有两次排名还比较靠前。

如果说，现在的学生考这么多证书是为了好就业，那么他当年有了工作还去考这些证书，又是为了什么呢？拓宽知识面也不必通过这种方式吧？

他说，他当时并不是真的要去从事这些职业，他有自己相对喜欢的专业，和法律、财会都相距甚远；也不是真的想当公务员，那不是他的志趣所在。

那……为什么呢？理由听起来有一些悲壮：“不是有人看不起我们当老师的吗？我就是想证明自己，我是一名普通老师，但我其实也是有能力从事其他职业的。”

一定会有人看不起老师，[1]这对你来说为什么这样重要？在你的内心，你真的看得起自己吗？

2

我还有一个朋友，可谓“巾帼不让须眉”。考大学那年，她理想的学校是北京大学，可是考前她就清楚地预料到：以她当时的学习成绩考不上北京大学。于是，她想放弃考试第二年复读后再考。在父母的反复劝说下，经过思索，她决定还是认真准备、参加考试，认真填报志愿。不过，她不是为了上填报的学校，而是认为：“我可以被普通院校录取了而不去报到，但不可以不参加考试，让别人以为是我水平差考不上。”

她后来果真没去被录取的那所普通院校报到，选择了复读，尽管第二年还是没考上北京大学，但毕竟录取她的也是国内著名学府，在她看来“尚可接受”。

一旦形成行为模式，常常会一而再、再而三地出现。[2]如果说当年“可以不上，但不可以考不上”最终还是帮了她的话，那么最近的这一次，实在是绕一个大弯，然后又回到了原点，吃力不讨好。

事情是这样的。她所在的研究领域有一个重要的项目需要一些人通力合作，带领者要在全国范围内招揽人才。她认为，这不仅是一次很好的学习机会，也是一个被圈内人认可的好机会。但是，最近她所在的研究所正处在调整、变动的过程中，家里孩子处在中考的关键时期，父母年事已高，公婆的身体最近也状况不断，她确实抽不出太多的时间和精力应对额外的工作。

她考虑再三，最后决定放弃这次机会，但她还是认真地准备了各种各样的资料报名参选。初选顺利，她又花费时间、金钱，一路奔波，从广州飞到北京来参加了为期一天的筛选面试，她清晰地陈述自己的各种能力和优势，尽最大的努力争取入选。

然后她说，如果入选了，她会退出来不参与。

那么，这样全力以赴，大费周章，究竟是为了什么呢？

她想了想，叹口气说：“我就是想证明，我是有这个能力的，我希望这个领域的人认可我这一点，所以我不仅要参选，而且还要尽我最大的努力选上。如果选不上，我一定会很失落，也会很生气，那不公平！”

她清晰地知道自己要到哪里去，却不肯直接走过去。

“你相信你有这个能力吗？”我问她。

“是的，我觉得我还是能相信我自己的。”

我看着她，停顿了三秒钟，然后问她：“真的吗？即使别人不相信你、看不到你，你也能相信自己吗？”[3]

“这……”

长时间的沉默后，她叹气、摇头：“唉！也许我真得好好想想这个问题。”

我们常常愿意做很多无用功来证明自己，但是要证明给谁看呢？

给父母吗？也许小时候需要通过证明自己足够好，才能赢得父母特别是父亲的夸奖和爱，才能得到自己想得到的东西。但是，当你长大后，父母真正想看到的是你真的能幸福、够快乐。不管是过去还是现在，即使他们对你有更多、更高的期待，那也是他们的，你不一定非要满足他们的期待，你可以有自己看重的东西。

给老师吗？也许当年没有得到老师足够的重视，甚至让你在同学面前颜面扫地，恨不得从那个场面中消失。也许你在那时做了决定：要用你的努力证明他是错的。但铁打的营盘流水的兵，你离开了，老师要关注新的学生，你后来做了什么，已经和他关系不大，甚至他早已经不再记得你是谁。

给自己也说不清是谁的外人吗？那么，他们是谁？你为什么要让他们变得比你自己还重要？而且，如果你自己都不相信自己，那么即使全世界的人都相信你，又有什么用？

给自己吗？真正的相信是很难通过证明感觉到的。[4]

不确信自己的好，或者认为自己已经很好，却还是要给自己搭建一个舞台自导自演，不但要自己看到，要观众看到，而且期待他们、期待自己为自己喝彩。这样耗费的每一点精力，都是对我们创造能力的耗损。

花草树木呈现生命的不同状态，日月星辰按自己的节律坦然地运行，花儿不会因为人们喜欢它的芳香就常开不败，月亮也不会因为人们把它当作团圆的意象就不再有阴晴圆缺。所以，最需要倾听的，是自己内心的声音；最需要相信的，是自己的挚爱和选择。只要言行不偏离心中坚守的信念，就大可不必由于外人的什么评价而抱憾。我努力，不是为了要证明给谁看，而是因为，我热爱，我选择。

成长小提示

[1] 我们实在无法控制别人会怎么看、怎么想，但我们可以选择适合自己的。

[2] 这是在提醒我们，有些事情需要改变了，比如需要处理一些未满足的期待。

[3] 很多时候我们都很努力地外求，希望被接纳和认可，那我们能接纳和认可自己吗？我们能满足自己被接纳、被认可的渴望吗？

[4] 相信自己是需要自己努力的，努力的方向是选择相信自己，而不是去证明然后才相信，否则就无法做到真正相信。

呈现你的独一无二

哪怕你是一株丑菊，花儿只有铜钱大小，也“非但不丑，而且非常美丽、可爱”。谁能说，你不是一道美丽的风景？

萨提亚专业学习成长小组每月一次活动的时间如期而至。珺一开始就说，她今天需要我们支持她。

那就开始吧，我们问她：“说吧，你怎么了？”

她说，她最近在背《论语》，读《现当代诗歌精选集》和泰戈尔的《飞鸟集》，还买了《老子》《孟子》……想恶补文学知识。但是，她对自己“补课”的效果却很不满意，感觉焦虑、紧张、迷茫甚至自卑。

这已经很难得了，她年过四十，有家有工作有爱好，还能抽出时间读这种“闲书”，也算得上是一件很奢侈的事情了。文学知识靠积累，不是一天两天就能补完的。

于是，我们问她：“你想要短期内达到什么样的效果？”

她不置可否：“……反正现在我不满意。”

原来，这几年她学习心理学有了很多成长和感悟，每次与人谈起，就有人建议她写一点东西和大家分享。最近，一个要好的朋友建立了一个微信平台，邀请她就女性个人成长的话题写点东西。她喜欢这样的定位，对这个话题比较感兴趣，也有很多的感触想表达，但一直不敢动笔。她对自己的文字没有信心，想通过读书让自己的文辞优美起来。

我问她："你觉得现在的文字有什么问题吗？你想要写出什么样的文字？"

她说："我学习社会科学出身，形成了明显的理性思维方式，文字风格是观点突出、逻辑性强、语句通顺、语法正确，但是文饰较少、表达平淡。

"我想要写出什么样的文字……举个例子吧，我有几个朋友的文字棒极了：一个是学先秦文学的，动不动就引经据典，每次听着她那些之乎者也，我还得让她解释意思；另一个读研究生时的研究方向是《红楼梦》，文字还真有点林黛玉的风范，有股打动人心的缠绵和忧伤；还有一个朋友，酷爱现代诗，读他的东西我才知道什么叫烹文煮字，捻字为香……一想起他们，我就没有勇气把自己的文字拿出来让人看了。"

另一个伙伴跟她核对："听起来，你是想把你的感悟、你的思想用他们中某一个人的文字，最好是综合他们优点的文字表达出来，是吗？"

听了这话，珺怔住了，随即摇摇头，笑了，说："你后边是不是还有一句话没有说出来：做梦吧！……唉！我知道了，是我对自己的期待太高了，那是不可能的，我成不了别人，更不可能兼具几个人的长处。我得放下，起码要降低这个期待，对吧？”

我们不说话，让她在这里待一会儿……然后我问她：“你‘得’放下，还是，你‘选择’放下？”[1]

知道珺平时对自己要求高，我的另一个伙伴进一步挑战她：“用优美的语言呈现有见地的思想，人人都向往，难道你真的舍得放下或降低？那样的话，你拿什么告慰你自己呢？”[2]

珺坐在那里，半天不说话，似乎内心又在反复掂量和挣扎……

最后，她慢慢地抬起头，深深地吸一口气，然后缓缓地吐出，语气里多了几分接纳和肯定：“唉！确实挺遗憾的，不过，我还是准备接纳我自己。毕竟，语言是思想的载体，内容才是根本，文笔好是锦上添花。我分享这几年学习的感悟和成长，他们看重的是内容，是我看待问题的深度和角度，我只管把自己的真实感悟写出来就好。另外，写作也需要练习，我只有真的写起来，才有可能写得好一些，更好一些，是吧？”

“此刻，回头看看关于最近读书的焦虑，会有什么不同吗？”我问。

她晃动身体感觉了一下，长长地出了一口气，说：“减轻多了。现在想想，我希望通过恶补文学的东西迅速改变自己的文字风格，是太着急了。我文学素养的确一般，今后有机会，我还是会多阅读、多揣摩，但是要慢慢来。另外，我也许并不需要华丽的语言，简单易懂也挺好。”

说完这些，珺显得放松了很多。有意思的是，她忽然想起来了，她以前是写过随笔和散文的，主要是从上大学到研究生毕业刚工作不久的那几年里。当时，她对自己没有特别的约束，有什么感想就写个豆腐块文章，还时不时地寄给报社、杂志社，有好几篇文章都发表了。让她有点小激动的是，有一篇《居家就是过日子》还被一家知名生活类杂志采用，作为卷首语。只是，她后来主要写学术论文，或者是和工作有关的报告、总结等，时间久了，她竟然忘记了，自己还是可以写点“文学”类的东西的。

接下来关于写作体验的交流，让我们每个人都从中受益。写作本身就是成长的一个很重要的途径，不论是用来记录，用来明确和整理自己的思路，还是用来分享给更多需要的人，其深化、转化甚至疗愈的作用都是很明显的，甚至可以说，所有写作都通向疗愈。从这个意义上说，就更没有必要有什么压力了。

我们在比较中长大，从小就有各种各样的榜样：乖巧听话的姐姐，勇敢坚强的邻家哥哥，有“学霸”风范的同学……更别说古今中外各个领域的成功典范。这些榜样曾经帮助和激励过我们，但也会让我们在比较中一次次找不到自己的位置，甚至想成为别人的样子。

个人成长的过程就是看见自己、做自己的过程，知道榜样是谁很重要，知道我是谁更重要；明白榜样有什么很重要，明白我有什么更重要。[3]

这既不意味着不欣赏别人，也不意味着不改变自己。承认和接纳了自己，开始变得对自己包容、有爱，对外在不够好的部分的抗拒和压抑才会慢慢减弱，改变自己不够好的行为的力量才会逐渐增强。[4]

萨提亚女士相信，每个人都是上帝花园中的一朵花，而每朵花都将结出不同的果实，这是她看待生命的态度。所以，坦然呈现你的独一无二就好。如果你是一棵菊花，安心做一棵菊花就好，虽然没有牡丹的雍容富贵，没有玫瑰的娇艳多情，不像荷花出淤泥而不染，也不似梅花凌寒独自开，但是，当繁花落尽，面对秋雨风霜，你却从容、自在地开放，散发着菊花独有的清香。哪怕你是一株丑菊，花儿只有铜钱大小，也“非但不丑，而且非常美丽、可爱”。谁能说，你不是一道美丽的风景？

成长小提示

[1]“得放下”还停留在想法层面，“选择放下”才是行动；而且，“得放下”有被迫的成分，“选择放下”则是主动的作为。

[2] 人们总是期待美好的事物，真要降低甚至放下高期待是需要处理失落、悲伤情绪的。

[3] 成长不是成为更好的自己，因为自己本身就足够好了；而是更好地成为自己、活出自己。

[4] 萨提亚女士认为，我们能在多大程度上接纳自己的价值，就能在多大程度上以一种友好的方式对待自己的行为，并且在需要的时候改变它。

生病了，也可以是绽放的

发现和体验自己丰富的资源和强大的内在力量，看见本质上纯粹而美好的“自己”，相信内在改变有着更为强大的力量。

一个叫虹的朋友的分享令人鼓舞：“生病了，我也是绽放的！”

她学舞蹈出身，当年练舞受过伤，最近胸椎旧伤复发，差点不能走路。医生说，由于塌陷压迫神经导致骨头移位，不适合手术，需要正骨进行保守治疗，至少也需要三个月时间的静养。

她遵医嘱安心卧床 20 多天后，感觉身体恢复得很快，便尝试着进行短暂的外出。就像是获得了难得的“放风”时间，她简直像小孩过节一样兴奋。

虹说，这次旧伤复发与以往生病有着很不一样的体验。用她自己的话概括就是，身体既然已经出了状况，那就平静地接受现实，既不怨天，也不尤人，不把精力和关注点放在无谓的地方。[1] 她甚至说了一串类似尼采说过的话，为自己加油：“任何人和事，既然它没有打败你，搞死你，便一定是让你获得修炼和提升的。”[2]

再就是努力康复。虹说：“这是我的身体，是我重要的一部分，这么多年来，它一直努力地为我工作，默默地为我奉献，我很感激身体。现在，因为我的原因让它出了状况，尽管我不是有意的，但仍对它感到抱歉。这样一想，我就减少了习惯性的抱怨。我才是它的主人，照管好它是我的责任。”[3]

所以，她每天都会花费时间安静、耐心地聆听身体的感觉和需要，体察身体的蛛丝马迹，给它关心和呵护，满足它的需要。比如，闭一会儿眼，听听音乐，或者只是发发呆，晒晒太阳，等等；按照医生的要求，她认真地熬药、吃药、调理身体，让它充分地休养生息。

在这个过程中，她还经受住了居住环境的噪声侵扰，她说起来甚至有点兴奋：“楼下装修，地动山摇，敲敲打打，电钻轰鸣，声声入耳，没有停歇。我居然能心静如水，不急不躁，没有脾气，真是太神奇了！”

和以前生病时的自怨自艾不同，这一次，虹不再强求外来的安慰与呵护，不再像以前一样，觉得自己都病成这样了，亲戚朋友、老公孩子就“应该”“必须”来照顾她。不错，她仍然需要有人照顾，但她更清楚，这只是她的期待。每个人都有自己的事情，如果能够抽出时间给予照顾和陪伴，她会欣然接受，也心怀感激；如果不能，那也是可以的，她内心依然能够保持平静。

正因如此，爸爸妈妈的挺身而出，老公更多的陪伴和安慰，两个孩子的自立和懂事，好朋友的热心帮助，以及邻居的善意等，都让她非常感激。这次生病，让她和他们在内心深处都有了更加紧密的联结，更加体验到了情感上的富足。

尽管卧床的生活限制了身体的自由，但当内心逐渐跟随身体的节拍慢下来时，她居然感受到了一种以往感受不到的自由和享受。比如，一边泡着脚，一边和老妈一起追电视剧的生活；每天早上枕着阳光睡大觉的生活；和老爸聊天，聊到小时候自己的那些糗事，咯咯笑个不停的生活；几乎从不下厨房的老公，做顿饭就像开启一项大工程一样煞有介事的模样……这样的温暖和情趣，是健康、忙碌的时候很难体会到的。

目前，她还在疗养中，还需要一段不短的时间安心养病。她说，她拒绝病恹恹，拒绝邋遢。确实，如果不是行动不便，你几乎看不出她生病，甚至会觉得她神采奕奕。

胸椎的问题是虹的“职业病”，这已经不是她第一次犯病了，以前问题没有这么严重的时候，她的状态却更糟糕。那么，是什么改变了她，使她可以达到今天的境界？

虹说，是自己成长了，内心稳定、强大了。近几年，她参加心理学的工作坊和课程，处理心里的创伤，提升自我价值感，感觉自己从“荒山上的一棵小草”，变成了“出淤泥而不染的一朵荷花”，她开始慢慢地接纳自己、喜欢自己、欣赏自己，甚至自嘲有一些“自恋”。经历了几十年，她终于发现和体验到了自己丰富的资源和强大的内在力量，看见了那个本质上纯粹而美好的“自己”。她和自己在一起，整个人变得和谐、通畅、自信，开始更多地为自己负责。

我真心为她高兴，也为她感动。我更加相信，改变永远是有可能的，即使外在的改变有限，内在的改变仍然是有可能的，内在的改变有着更为强大的力量。

成长小提示

[1] 关注点是非常重要的，关注点不同，我们生活的质量就不同。这同时也是在接纳改变，可以把力量用在更有建设性的事情上。

[2] 尼采说的是：“What doesn't kill you makes you stronger.”。（那些杀不死你的，终将使你更强大。）

[3] 关于“我”和“我的身体”的关系，约翰·贝曼博士认为，“身体”在“我”里面，是“我”在掌管和为“我的身体”负责。

听树讲生命的故事

不比较，不评判，每一个生命都自然地呈现，既不需要张扬，也不需要低眉顺眼。

我一直很喜欢树，为之感动过，拍过很多树的照片；用树做过头像；还曾给一个患抑郁症的女生留过作业：找一棵你喜欢的大树，坐下来，和它聊聊你的不幸，也尝试去听它讲讲生命的故事。

但是，我自己全然地和树在一起，却是最近在老师指导下进行一个练习时。

在沈明莹老师“心灵之旅——萨提亚模式个人成长工作坊”的最后一天，有一个特殊的安排，沈老师称之为“行禅”[1]：到附近一个小公园里，怀着感恩之心，尽可能打开身体所有的感官，在30分钟的时间里看、听、闻、摸，甚至是品尝遇见的每一个生物；注意不和任何人有眼神接触，完全不讲话，不照相，安静，慢行，关注呼吸，对每个动作都尽量保持清楚的觉知。

活动开始之前，沈老师带领我们开始一段冥想，仿佛把我带入了天地万物中，我体验到，我只是宇宙中的一个分子，平凡而有生机。在《感恩的心》的音乐声中，我随着人流默默前行，好像第一次换了个人，进入了一个神奇的花园。

轻踏慢行，我在公园里第一个看到的，是一只在路上奔波忙碌的蚂蚁，它在努力地搬运着像是面包屑一类的东西，我的心里有一点触动：蚂蚁虽小，精神可嘉。

接着往前走，我的注意力不经意间被绿草坪边上一簇白里带紫的小花吸引了。小花只有绿豆粒那么大，我蹲下来仔细查看，心中忍不住发出疑问：“你怎么开得这么小？”

一阵微风吹过，小花轻轻摇曳一下身姿，像是莞尔一笑后沉默不语的女子。我的内心有一丝触动，我已经不需要答案。

拾级而上，我来到一棵柏树下。那是一棵有点过于普通的柏树，只有碗口那般粗细。我迈步走过去，首先映入眼帘的，竟然是满树的疤痕：有的突出在树皮外面很多，显然是当年被人硬生生砍枝留下的；有的深凹在树皮里面很多，不知那该是怎样的过程。我依稀在深凹处看到一些黏黏的、胶状的东西，那会不会是树当年流出的眼泪？还有在两个不规则的椭圆形凹陷处没有树皮，裸露着里面白白的木质，那曾是怎样的遭遇？树上还有两处疤痕，看上去像极了人的两只眼睛，这些年，你看到了怎样的世事沧桑？在稍微比我的个子高一点的位置，齐齐地打圈环绕着六个突出的平面，显然是在同一个年份，有七个小兄弟四面八方地自由生长，只有一个朝上生长的被保留了下来。那时，保留下来的树枝感受到的，是大难不死的幸运，还是对砍去手足、难以存活的恐惧？继续往上一尺的距离，很明显，当时一枝朝东，一枝朝西，肩并肩地生长着，根据那棵树生长的位置，最后东面的那一枝被锯下了。

我认真地数了数，从树根到树顶，这样的疤痕共有二十七处。我用手轻轻地抚摸一个又一个我够得着的伤疤，眼泪不听话地哗哗如雨下……

疤痕粗糙、坚硬甚至多少有碍观瞻。但在其背后，我却好像听到了一个个惊心动魄的故事：恐惧的、忍耐的、顽强的……

我抬起头往上望，树的顶端一片翠绿。

离开一点距离，我回头再看树上的那些疤痕，看到的却是一个一个生长的节点，带着骄傲，闪着金光，甚至依稀听得见当年这棵树生长的节奏，就像春天来了，小麦抽穗一般；被锯六处之后的那一段，应该是生长速度最快的一段，比较直，表面看起来也比较光滑，是不是它集中了其他所有树枝的能量？

我不止一次听人说，最痛的经历，最能磨炼一个人的意志；最惨的那次失去，可能会有最多的收获。此刻，我坚信不疑。

我曾经有过一个小小的心愿：如果有机会这样面对一棵

树，我希望能安心地说出心中曾经的阴霾，就像完成给那个身患抑郁症的女生布置的作业题，哪怕只是稀释冲淡一下也好。然而此刻，在这棵树的面前，我的心间洒满了阳光，我的那些“黑暗”已经跑得没有了踪影。

远远地往前望去，一棵高大笔直的松树骄傲地挺立在那里，让人一眼就能看出它的不同寻常。我心想，原来和人的世界一样，树木里也有上天的宠儿，集各种幸运和恩惠于一身。

可是走近了细心数一数，我不大不小地吃了一惊：它被砍下枝条的痕迹竟然多达三十九处。只不过可能是因为砍得及时，它长得笔直，远远地看上去树皮好像很光滑。

玉不琢，不成器；木不雕，不成材。

我在另一棵树的下面蹲下，先是捡起一朵破败了一大半的松花，想起松花可能有过的经历：含苞，盛放，凋落，破败，归于泥土……此刻，它还运行在这些生命不同形式转换的过程中，不急不躁。

我再捡起一块鹅卵石，圆圆的，有两个鹌鹑蛋加起来那么大，表面很光滑。我拿在手里把玩，心中升起很多的好奇：你来自一块怎样的石头？怎样和众多的石头拥挤在一起，跌跌撞撞，又被河水冲刷裹挟，变成今天圆润的样子？怎样的机缘巧合让你来到这里？回看过往，你该有怎样的感想，孤单和自由哪个更多一些，也会有留恋和思念吗？……

有那么一刻，我很想把这块可爱的石头带到家里，放在书桌上的花盆里。我默默地看着它，像是要征询它的同意。它自然是什么都不说，我却好像读出了它的不情愿。是啊，它早已随遇而安，很享受历经风风雨雨的日子。

在鹅卵石旁边的草丛里有一棵嫩黄的小苗，已经长出了几片圆圆的叶子，我认出来了，这是一棵槐树苗。我抬头看看上面的大树，再看看周围的小草，心中竟升起一丝为小树苗鸣不平的念头：由于这里的环境，它注定长不成槐树的样子，只能长得像小草一样，可人家原本也是一棵树啊，凭什么不能以树的形象挺立？

如果是人，又足够勇敢的话，是可以选择冒险离开这里的，但上天没有赋予树木可以移动的双脚。

小槐树苗长得很壮实，最初钻出地面的那两个叶瓣至今还厚厚的，满是汁液，努力供养着新长出来的叶子，生机勃勃的样子，看不出一丝的委屈和抱怨。莫非，即使本是一棵树，也可以接受自己草一样的命运？

我忽然想起奔驰的那句广告词：要做就做第一！（The best or nothing!）不是也有很多人坚持这样的信条吗，要么不做，要做就做最好！如果不能如愿以偿，有些人会不会选择毁灭自己，或者抱憾终生？[2]

看着槐树苗努力向上生长的样子，和小草在一起和谐而独特的样子，如我所是的样子，我想起了维克多·弗兰克尔关于“每个人的意义都是具体的”的说法，也许每个生命都有自己具体的使命。像这棵树苗，在这样特定的环境下活出自己的一抹青绿，也就出色地完成了自己的使命，这片草丛会因为它的存在而不同；今天，我来到这里，受到它安然于当下的状态的影响，它对我也是有价值的。

不比较，不评判，每一个生命都自然地呈现，既不需要张扬，也不需要低眉顺眼。也许正因如此，花草树木才少了很多只有人才会有的纠结。

举首仰望蓝天，天空包容万物；用脚感受大地，大地孕育生命。花草树木，飞禽走兽，受恩于天地，自在地呈现生命的不同状态，每一个生命都是独特的，每一个生命都是庄严的。作为万物灵长的人类，无疑受到了世间特别的恩惠，但又和其他的宇宙万物一样，是另一种独特的存在。[3]

成长小提示

[1] 行禅：也叫步行禅，是禅修的一种，重要的是打开感官去感知，并保持对每一个当下的觉知。

[2] 生命才是至高无上的，从这个角度看，活着远比活得好要更加根本，也更加重要。

[3] 人和其他生命一样，都是宇宙万物的一分子，是宇宙同一生命力的独特呈现。

解读：萨提亚模式如何理解“我是谁”

关于“我是谁”，或“自己”“自我”，长期以来都是哲学、心理学等领域非常重要甚至被列为中心的议题，对它的理解和体验会在很大程度上影响一个人一生的成长和发展。一些研究者如美国心理学家乔纳森·布朗等把“我”区分为“主我”(I)和“宾我”(me)，也有研究者如荷兰心理学家多尔夫·科恩斯塔姆等则把“我”区分为“行为的我”和“观察的我”。这里的“主我”和“观察的我”就是我们所说的“自己”，也就是“我是谁”。

萨提亚女士一生致力于探索人与人之间以及人类本质上的很多问题，“我是谁”“自己”在萨提亚模式中至关重要。萨提亚女士曾因为一个小女孩玛瑞亚关于“生命究竟是怎么一回事”等的发问而写了一首诗《我就是我》(“I am Me”)，后来出版成册《尊重自己》(*Self-esteem*)。她在前言里，把这个问题说成是“这个人类核心的问题”，并说这首诗对玛瑞亚和她自己而言“是一个全然崭新的可能的开端”。约翰·贝曼博士主编的《萨提亚冥想——内在和谐、人际和睦与世界和平》更是一本关于“我是谁”的经典作品。不理解、不体验萨提亚模式中的“自己”，就难以理解和掌握萨提亚模式的精髓。

萨提亚女士著名的冰山隐喻认为，我们每个人就像一座漂浮在海面上的巨大冰山体，能够被外界看到的行为或应对方式只是露在水面之上很小的一部分，暗藏在海平面下更大的山体才是我们真实而丰富的内在。比如：感受和情绪，情绪是感受的外化；感受的感受，即因对感受的评价和态度而引发的感受；想法、观点、信念，对事情的解读等；期待，不管是对人、对己，还是我认为别人对我的期待；渴望，即内心真正想要的东西；以及我们核心的生命力和生命能量，即“自己”。

在萨提亚模式冰山隐喻里，底层的“自己：我是”就是我们所说的“我是谁”“自己”，它指的是生命力、精神、灵魂、核心、本质。萨提亚模式最重要的信念之一是，我们是同一生命力的独特呈现，并通过这股生命力相联结。约翰·贝曼博士曾把“自己”比喻成一个发光体，天空中偶尔出现的乌云、雾霾、污染等，也许会暂时把光线挡住，但这个发光体的光芒无法阻挡！即使阴雨连绵，风雨之后依然有美丽的阳光！

根据我本人的学习和理解，萨提亚模式关于“我是谁”，关于“自己”，概括起来可以从以下几个方面来体会。

一、我拥有我自己

在《我就是我》这首诗里，萨提亚女士写道：“我拥有一切属于我的。我的身体，以及一切举动；我的思想，以及所有的想法和意念；我的眼睛，以及一切所看到的影像；我的感觉，不论是愤怒、喜乐、挫折、爱、失望还是兴奋；我的嘴巴，以及一切从中说出的话——礼貌的、甜蜜或粗鲁的、正确与不正确的；我的声音，大声的或轻柔的；还有我所有的行为，不管是对别人的还是对自己的。我拥有我的幻想、我的梦想、我的希望、我的恐惧；我拥有我所有的胜利和成功，所有的失败和错误。因为我拥有我自己的一切，我可以和自己成为亲密而熟悉的朋友。”她还说：“不论我在某一特定的时刻看起来、听起来是怎样的，不管我说了什么、做了什么，不管我在想什么、感受什么，这都是我，这是真实的，而且代表了那个时刻我在那里。”

二、我掌管我自己

不仅如此，我还是掌管自己的主人，是自己的主宰。在《我就是我》这首诗里，萨提亚女士写道：“我知道有一些地方让我困惑，也有其他的部分我不明白。不过，只要我对自己友好而关爱，我就能勇敢而充满希望地寻求解决困惑的方案，和更加了解自己的方法。”她还写道：“当我之后回想当时自己看起来、听起来的样子，自己说过的话或做过的事，还有自己的想法和感觉时，有些想法也许显得不合时宜，我可以摒弃那些不适宜的而保留适宜的，并创造一些新的来替代那些被摒弃的。”

《萨提亚冥想——内在和谐、人际和睦与世界和平》收录了萨提亚女士这样一段话：“我们是主宰。我们主宰着自己在何时、以何种方式进行呼吸。我们主宰着对自己的看法以及与自己相处的方式。我们不能主宰天什么时候会下雨，不能主宰别人对我们是大吼大叫、批评指责还是充满怜爱。我们实在不能控制这些，我们只能控制自己回应的方式。”

而且，“当我们的身、心、脑和谐一致时，就会传送出正向的能量，而这一正向的能量会吸引其他正向的能量，并缓冲周围那些愤怒和负向的能量。从这个意义上说，我们可以通过自身和谐的能量来施加我们对事情的影响。”

约翰·贝曼博士从冰山隐喻的角度来解读这种掌管：冰山底层的“自己”是本质、核心，是“我”；上面各层则是“我的体验”。“我”和“我的体验”有很大的区别。比如，我很生气，生气只是我的感受，而不是我；我认为我不够好，那是我的信念，不是我；等等。同时，“自己”又是冰山各层的掌管者，掌管着自己的行为、应对方式、感受、观点、想法、信念、期待等，我可以在需要的时候去调整和改变它们，也可以满足自己的渴望。这样的区分和掌管常常会给我们带来力量和希望。

三、我是独一无二的

萨提亚女士认为，我们每个人都是独一无二的，就像她在《我就是我》开头写的一样：“我就是我，以天下之大，没有任何一个人和我完全一样。有些人某些部分像我，却没有一个人和我一模一样。”《萨提亚冥想——内在和谐、人际和睦与世界和平》中这样解释：“包括你的家庭成员在内——无论是你从小长大的那个家庭，还是你现在生活在其中的这个家庭。在这个世界上的任何地方都找不到和你一样的人。”

萨提亚女士带着欣赏和尊重的态度看待每一个人的独特性，她说：“每个人都是上帝花园中的一朵花，而每朵花都将结出不同的果实。”“你是独一无二的。作为独一无二的人，你理应受到最深的尊重，在一切场合肯定和珍惜自己，因为你是生命力的体现。”“所有那些我给予他人的礼貌、爱和能量也都给予自己。因为我是一个独一无二的人，值得欣赏和深深的自我尊重。”“不能拿你和其他任何人相比较，除非你活在幻觉中。你也不可能和其他人形成真正意义上的竞争，除非你误解了生活。”也是在这个意义上，我们每个人都是平等的，甚至是完全一样的。就像约翰·贝曼博士所说：“我们是不同的，我们又是一样的。”

四、“我”拥有足够的资源

萨提亚模式的治疗理念之一是：我们拥有所需的一切内在资源，以便成功地应对和成长。萨提亚女士把一个人称为“以你的名字命名的资源储藏地”，储藏着你看、听、触摸、品尝、嗅闻的能力，感受和思考的能力，移动、说话以及最重要的选择能力。她认为，这些是“珍贵和奇妙的资源，它们能带领你去任何地方——任何你想去的未知处”。

不仅如此，萨提亚女士还特别强调这些内在资源的运用，如冥想中的私人圣殿，那里的一切都完全符合你喜欢的样子；自尊维护装备，包括侦探帽，帮助你去好奇、探索和发现；徽章，即选择“是”与“否”的徽章，观察和聆听一切事物，只吸收那些适合你的东西；愿望棒，也称力量棍、勇气杖，即当你觉得有某种想法或愿望，想要朝着某个方向前进时，赋予你力量的魔杖；金钥匙，它能使你检视一切，帮你打开任何一扇门，问任何问题，说出任何难以启齿的话，尝试似乎做不到的事情，把它变成可行的事；智慧盒，与宇宙间所有的智慧相联结，包括从古至今所有的智慧，以及你内在所有的智慧。

充分地联结和运用这些资源，我们不仅可以更好地整合自己，还能够进入新的领域，达到新的境界。

五、“我”在本质上纯洁而美好

萨提亚模式强调，把我们的言语、行为、应对方式、感受、观点、想法、信念等和我们的自我价值区分开，尽管我们听到过别人和自己各种各样的对自身行为等的负面评判，但“你所欣赏的是自己的生命力，这生命力是纯洁无瑕的，它映射出你神性的光辉，也体现着你美好的人性”。萨提亚女士不惜用各种美好的话语赞美人在本质上的纯洁和美好，比如，仅在《萨提亚冥想——内在和谐、人际和睦与世界和平》一书里，就有下面这些说法：“珍贵的灵魂”“引人入胜的奇妙景观”“你是何等的奇妙”“你的美好、庄严和复杂”“内在的神奇能量”“爱你美好的本质，它居住在我们称之为身体的圣殿中，我们是生命力的体现，内在的精神是我们收到的美妙礼物”“这个世界上最妙不可言的存在，就是你自己”。

约翰·贝曼博士也在很多次的工作坊中邀请我们为自己唱一首新歌：“我是独特的，我是可爱的，我是重要的，我是值得的，我也是复杂的。”

“道可道，非常道。”“我是谁”“自己”作为人的生命力、精神、灵魂、核心和本质，还是比较抽象的，仅仅在头脑、认知的层面理解，并不是一件容易的事情，需要我们慢下来去体验和联结。

当然，认知层面的一些区分是非常有益的，比如，我的这个“自己”不等于我的语言和行为，不等于我的情绪，不等于我的想法、观点、信念，不等于我的期待，不等于我扮演的角色，不等于我的金钱、地位、学识……“我”要比“我的这些”更加重要。不仅要区分，还要觉察到这些方面并成长，比如管理自己的情绪，检视自己的观点、想法、信念，调整自己的期待，满足自己的渴望，让自己更加和谐一致，等等，就更容易联结“自己”的美好和生命力。

所以，一个人和“自己”的生命力联结和体验的频率和程度，常常伴随着有意识地成长的全过程。也就是说，一个人成长得越好，如有更高的自我价值感、更负责、有更多选择、更加和谐一致，越容易更快、更深地联结自己的生命力和生命能量。萨提亚模式中几乎所有的工具都服务于这一根本目标，如沟通姿态、冰山隐喻、家庭重塑、影响轮等，它们最终都指向渴望和自己的层面。

除此之外，我们在生活中也可以通过一些方式提升一致性水平，联结生命力和生命能量。如：

（1）冥想。接触自己的能量和内在资源，也觉察每一时刻的状态，即与外界环境互动所产生的反应，包括情绪和思想，从而达到自我沟通的目的。

（2）走向大自然。和大自然接触，感受天、地、人、宇宙万物联结成为一个整体。

（3）欣赏或创造艺术，比如音乐、舞蹈、绘画等。

（4）和亲密的朋友、爱人在一起。和他们一起分享快乐和幸福，能整合身心，培养自尊，改善与自己、他人的关系。

Chapter 2

第二章

回看原生家庭

父母已尽其所能

父母当年即使做了很糟糕的事，也可能已经是他们在所知所能的范围内最好的选择了。他们已经尽了最大的努力，而你却受伤了，二者都是真的。

有一位女士刚满 30 岁，看起来过着和很多人一样的生活。实际上，她和父亲的关系一直都很僵。虽然她知道，作为女儿，自己应该承担赡养父亲的责任，但压抑多年的怨恨吞噬着她的心，像一堵厚重的高墙阻挡在她和父亲之间，难以逾越。她平时很难和父亲心平气和地谈话，甚至会不由自主地流露出鄙夷和不屑的神情。有时她也很自责：我怎么能这样对待我的亲生父亲？但她对自己束手无策，一次次苦口婆心地给自己讲道理，试图说服自己，可是心中的那块坚冰还是融化不了。[1]

她的噩梦是从 7 岁那年开始的。

那时，她还是一个活泼可爱的小姑娘，过着无忧无虑的生活。突然有一天，妈妈卷走自己的东西，不见了踪影。巨大的恐惧让她不停地哭啊闹啊，像一只受伤的小鸟，本能地想扑向爸爸，希望能在他那宽阔的臂膀里找到依靠。

可是，令她更恐惧的事情发生了。爸爸再也不像从前一样，他开始变得暴躁，一蹶不振；开始抽烟、酗酒、骂人。有时候，他大半夜醉醺醺地回到家里，嘴里还骂骂咧咧，胡乱地喊她倒水、收拾甚至训斥她。她很害怕，但只得顺从。就这样，没有几天的工夫，她就变成了一个“小大人”，不但要照顾自己，有时还要照顾爸爸的生活。

但即使这样，她还是被爸爸送走了，送到了奶奶家。

这是她永远都不能原谅父亲的地方：妈妈把她抛弃了，爸爸还在；可是，爸爸也把她抛弃了，她从此寄人篱下。她在差不多一年的时间里，失去了妈妈，离开了爸爸，没有了承载她美好回忆的三口之家，还有那里一起嬉戏玩耍的小伙伴。

“父亲”的这个角色，她的爸爸无疑是彻底演砸了。

然而，作为一个人[2]，这个父亲又经历了什么呢？

妻子的决绝离开，彻底击垮了他作为一个男人的自尊。他突然间发现，原来在妻子的眼里，自己竟然如此一钱不值。他顿感生命失去了意义，这样活着，比死了还要难受。他生活的信心、勇气和责任像一块失去控制的石头一样，从山顶跌跌撞撞地往下翻滚，最后停留在最深的山谷里一个不起眼的角落。[3]

他愤怒得像一头狂吼的狮子，却又像是被困在铁栅栏里一样孤苦无助；他无法控制自己的坏情绪，只能依靠酒精来麻痹自己，让自己暂时忘掉这些；他是父亲，但他自己却像是在死亡线上挣扎，自身难保，哪里还能照顾好一个7岁的女儿，尽到一个父亲的责任？他只好把女儿放到母亲那里，他知道，母亲会照顾好她自己的孙女。他有很多无奈，在他看来，那是当时他能找到的安置女儿的最好办法。

事实也是如此。奶奶心疼这个“没爹没妈”的小孙女，生活上对她悉心关照，帮她排忧解难，供她上学读书。她也不负众望，顺利地考上大学，读完研究生，参加工作，恋爱，结婚，生子，过着正常人都有的生活。只是在她的心里，她觉得自己很可怜，因为她认为，在父母眼里她如同草芥一般。

他注定不能成为一个理想的哪怕是合格的父亲，甚至可以说，他是一个糟糕的父亲。他有很多的“应该”：应该振作，应该坚强，应该乐观，应该负责……但他没能学会这些，也没能做到这些。对一个孩子来说，这真的不公平。

在萨提亚模式的工作坊里，用家庭雕塑的方式展现当年的场景，回忆“父亲”“母亲”和小时候的那个“自己”。从一家三口和谐相处的场景开始，然后，“母亲”转身，渐行渐远，直到躲在一个离他们很远、无法看到的角落；“父亲”先是震惊、不相信，接着愤怒，然后是失落、无力……而那个“自己”，在“母亲”刚刚离开时是恐惧，迅速转向“父亲”，可是“父亲”并不看她，而且看起来很吓人，“自己”便开始讨好“父亲”……“父亲”把“自己”送到奶奶家，她开始在心里指责“父亲”……

在谈扮演角色的体验时，“父亲”表达了他内心的强烈感受，他说：“我当时整个身心都陷入了婚姻失败的打击中，几乎看不到我的身边还有个7岁的女儿。”那个“自己”表达了内心的害怕、受伤、生气和无助。她走过去，站在扮演自己的那个角色的位置上，承认是这样的。

“父亲”走向她时已经泣不成声，他真诚地向她道歉，求她原谅：“亲爱的女儿，爸爸对不起你，没有照顾好你，让你受委屈了。”她走过去，紧紧拥抱了“父亲”，泣不成声，哭了很长时间。

那一定是治愈的眼泪，为当年那个受伤的父亲，也为当年那个悲苦的自己，或者还有别的什么吧。最后，她叹口气说：“好吧，爸爸您也不容易，都过去了。”听得出，其中有理解，也有放下。

席慕蓉说，每一条走上来的路，都有它不得不那样跋涉的理由；每一条要走下去的路，都有它不得不那样选择的方向。

萨提亚模式一个非常重要的信念是，在任何特定的时间，父母都尽其所能地做到了最好。这位父亲当年把女儿送到奶奶家，这个在女儿看来很糟糕的做法，很可能已经是他所知所能的范围内对女儿最好的安排了，但那时候女儿年龄还小，只记住了事件本身和当时那个可怜的“小孩”，内心受到了伤害，这二者都是真的。女儿只有在长大后以一个成年人的视角，跳出那个场景再来看这些，看看甚至体验父亲的经历和感受，理解他如何应对生活的挑战，又是从哪里学到了这些方式……才可能会有新的发现。

成长小提示

[1] 内心的创伤需要一个觉察、承认和接纳、陪伴和转化的过程，在这之前，自己或别人讲再多的道理都是没什么作用的，甚至会起反作用——越是讲道理“应该……”，越是做不到。

[2] 作为一个人，即把人和角色区分开。如果说作为“父亲”的角色他“错”了，那么作为一个人，他的内心和体验又是怎样的，也非常值得关心和好奇。

[3] 婚姻破裂带来的影响，不仅是失去了一个人，更重要的是常常会打击和降低一个人的自我价值感。

是“不会”而不是“不愿”

不愿，是能够做得令人满意，可是你没有，所以我会很生气；不会，是因为各种原因你做不到，也许是想做到而做不到，可以理解和原谅。

很多人生气的时候会质问对方：“你怎么就不能……”“难道你就不会……”乍听起来是疑问，但其实一点询问的意思都没有。瑛子对爸爸就是这样的。

瑛子离开算得上遥远的北方小镇，来北京上大学已经有不短的一段时间了，却一直很苦恼每周和爸爸通电话的事情。不打电话吧，她很想念他；打电话呢，却每次都吵架，闹得不欢而散。瑛子很郁闷，也很生气：“老师您说，我爸爸怎么就不会好好说话呢？”

瑛子的妈妈生病去世已经有 3 年多的时间了，父女俩真可谓相依为命。特别是她高三整整一年，为了陪她备考，爱喝酒、爱交朋友、从不看书的爸爸晚上竟然不再出门。她在家里学习，爸爸就默不作声，在另一个房间里看金庸的武侠小说，不管多晚，都要等着她睡了，他才去睡。老爸的这份陪伴，让她安心，她很享受，也很感激，确信爸爸是爱她的。可是，有时候，他根本不听她的意见，只会干涉和训斥，态度粗暴，不能好好说话。

我问她：“瑛子，你是把这句话当成疑问句，表达好奇呢；还是当成了感叹句或祈使句，表达强烈的主观愿望和情感？”

她想了想，说：“是后者，这句话的背后是不满、生气、无奈、抱怨和指责。”

我问她：“那么，如果当成疑问句，会怎么样？你比我更了解你爸爸，在你看来，可能是什么原因，让他不会好好说话？”[1]

瑛子也许没想到我会这样问，一时间没明白。但她开始认真地思考这个问题，并断断续续、自言自语式地给出一条一条的理由：

“他好像天生就脾气暴躁。从我记事起，他就不会平心静气地说话，好像从来都是大吼小叫的，不知道这是不是所谓的先天气质。

“也许是生活造成的吧？本来生活还算顺利，但后来妈妈身患癌症，生病在床上躺了两年多，治病把家里的钱都花完了，最后她还是离开了我们，爸爸备受打击。我想，要不是因为当时我正在上高中，又面临高考，也许他会一蹶不振。

“也有家庭的影响？爸爸家里的人，比如我爷爷脾气就很暴躁，动辄大打出手；奶奶胆子小，不管什么事她都不会发表意见；姑姑和爸爸都很像爷爷，不知道是遗传，还是学习来的，话从嘴里像是横着出来似的。[2]

“教育水平的原因？爸爸只有小学文化，没什么深度，喜欢交往一些市井之人，有些行为甚至可以用‘粗俗’来形容。

“还有自身经历？他对自己一辈子只能当个工人、挣钱太少一直耿耿于怀，认为自己怀才不遇；我妈妈生病去世，他就觉得，什么倒霉的事都让他摊上了，命运对他太不公平。”

……

我问她：“这样说，你感觉怎么样？”

她长出一口气，说自己放松一些了，好像对爸爸没有那么多情绪了。

我问她：“这样说来，他是不愿，还是不会好好说话呢？你能区分二者的不同吗？”

她点点头，回答我：“应该是不会，二者有很大的不同。不愿、不想的潜台词是，你能够做得令人满意，可是你没有，你能做而不愿意这样做，所以我会很生气；不会、不懂，是因为各种原因你做不到，也许是想做到而做不到，可以理解和原谅。”

然后，她想起来了，说：“确实，爸爸不是不愿意好好说话，他曾不止一次对妈妈和我发过誓，甚至发过毒誓，不再吼我们，可他就是做不到。每次他训斥完、骂完我们就后悔、道歉，可是下次又犯……他是真的就不会好好说话。可能在他长大的过程中，没有能够从家长或者老师那里学会心平气和、和颜悦色。加上生活的艰难、人生的坎坷，他可能是真的没能走出属于他的那一片天地。

“他担心我，怕我不懂得怎样花钱，不懂得怎样和人相处，怕我上了大学太放松，将来没前途，就这样要求那样要求……其实他也不会这些，就是关心我，又不知道怎么说。有了这种区分，我可能还是不喜欢他说话的方式，但是我开始理解他了，我接受我就是有这样的一个爸爸。”

我提醒她：“爸爸一直以来就缺少一个心平气和的榜样在身边，也许你还可以做得更多。”

她领悟得很快，点点头说：“是的，我自己先努力做到好好说话，不和他吵架，如果能影响到爸爸就更好了。”

心理学认为，症状意味着成长受挫，“症状是不恰当系统中的恰当行为”。[3] 有时，这样的行为和心中的愿望挂不上钩，甚至是背道而驰的。当我们怀着一颗好奇的心，深入探究事情背后隐藏的东西时，很多事情发生的原因甚至解决问题的办法就会出现在我们面前。“不会、不懂”，很多时候是因为没有机会学习到。

其实，父母也是长大了的孩子，如果在他成长的过程中没有人教他，或者他没有能够很好地学习，那他就不会。相较于“不愿”，“不会、不懂”更容易让人释然。只是有时，嘴里说的是“不会”，心里恨的是“不愿”，区分二者，就更容易理解和接纳，也许新的改变就会发生。这不仅是因为，如果条件成熟，人在任何时候都可以重新学习和成长；也是因为，生活总是孕育着成长的可能性。

当然，承认“不会、不懂”，就是接纳人的局限、现实的局限，一定会有遗憾，但那是接受了现实的痛苦，是我们每个人活在这个世界上必须要学会的。

成长小提示

[1] 变成疑问句，就变成了好奇，也就是萨提亚女士提倡的“学会用探索代替评判”。

[2] 我们的很多应对方式都和原生家庭有关。“熟悉”具有不可思议的力量，正如萨提亚模式信念之一：父母经常重复在其成长过程中熟悉的模式，即使那些模式是功能不良的。

[3] 这常常是在压力状态下发展出来的求生存的方式，以保证自己生存下来。

找回记忆，找回爱

记忆是个奇怪的东西，有时会被某种无形的东西屏蔽，让爱的真相无法浮出水面，情感的流动也因此被阻隔。

小时候，我相信别人说的话：我很丑，很笨，是个“捡来的孩子”。大约在 10 岁以前，也许还因为经常和哥哥吵架，我一直感到很愤怒、不满、压抑和无助。这些情绪像一堵无形的高墙，把很多美好的东西挡在我的视线之外。

比如，妈妈和姐姐会和我说起一些听起来令人感动的事情，我当时应该是在场的，可是，我却无法把它们从我的记忆库里调取出来，我甚至怀疑这些是不是真的。

就说妈妈吧。她年轻时漂亮、能干、有勇气。我小时候，爸爸在县城工作，周末才回家，我们兄弟姐妹和妈妈、奶奶在农村生活。妈妈当时是大队妇女主任，里里外外的一把手。我有充足的理由相信，在很大程度上，妈妈超乎一般人的付出是源于她对我们的爱，可是在我的记忆里，这些并不清晰。这让我心里有一些不安。妈妈老了，我愿意尝试和妈妈建立更温暖的情感联结，出于爱让情感自由地流动。[1]

2010 年 5 月，萨提亚模式导师林文采博士带领专业课的第二天，我发生了重大的转变。

那天，我向助教邢姐展示了我的原生家庭图，并谈到我的课业目标。介绍家庭图的时候，我提到小时候的一件事：在我四五岁的时候，夏季的一个清晨，哥哥再一次把我惹火了。妈妈出门割草去了，我哭着跑到村南头妈妈回来的必经之地，一边哭，一边列举哥哥的各种“罪行”，后来妈妈回来了，拉着我回家吃饭。

“在这里停一下，”邢姐轻轻打断我，“让这个过程慢下来，愿意的话请闭上眼睛，进入内在，站在一个成人的角度，回看那个四五岁的你和那时的妈妈，体会一下当时的情境，妈妈可能有的心情。试试看。”

我闭上眼睛，呼吸，让自己安静下来。[2] 然后，像回放看过的电影镜头一样，让那个早晨的情景慢慢地、一帧一帧地在我的眼前闪过。我好像一半是那个受伤的小女孩，一半是现在的自己：一个四五岁的小女孩，在哥哥那里受了欺负，好像受了天大的委屈。此刻，耳边一个声音响起：“其实问题远没有那么严重。”这应该是现在的我对自己说的。

我看到了为了不影响白天给队里干活，一大早匆匆出门的妈妈，为了赶时间利落地、抢东西一样地割草，装得满满的、快要溢出来的一大篮子草压弯了妈妈的腰。我看到了妈妈胳膊弯处深深的压痕，挽着袖子、被汗浸湿的衬衫，膝盖下面高高挽起的裤腿，一双被露水打湿、沾满尘土、已看不出本来颜色的布鞋……总算快到家了，妈妈却远远地听见孩子的哭声，辨认出那是自己的女儿，一定是孩子们又吵架了！妈妈当时的心情，是着急、辛苦、失望，还是生气？会不会怪孩子们不省心？会不会感叹自己就这样一天到晚忙里忙外？

这个我曾经认为脾气不太好、文化不高，还有一点爱面子的妈妈，在同伴的注视下，放下草篮子，叹了口气，然后在我面前蹲下，问我："你哥哥又惹你了？"然后，开始听我喋喋不休地告状，还"哦""嗯""是吗"地回应着。等我讲得差不多了，她拉起我的手说："好了，我知道了。走，回家吃饭去吧，我一定好好说说他。"

"电影"回放到这里，我有点不太敢相信那是真的，妈妈那时给我的，不正是我需要的温暖、安全和爱吗？我坐在那里继续体验，确信那是真的！我一直盼望的被爱的感觉就这样突然降临，让我又惊又喜，竟然泪流满面。

心底一个小小的冰块开始融化了，变成温暖的水流，欢快地流动起来；一截拧巴的绳头平展了，染上了五彩的颜色，开始翩翩舞动起来。从不远处传来轻柔的音乐，我坐在座位上，恍惚间感觉像坐在五月的繁花中，进入一个光的世界，不知是春日明媚的金色阳光包围了我，还是我包围了春日明媚的金色阳光。

一扇门被打开，我轻轻地走过去，发现那里居然有更多的美景。慢慢地，我清晰地看到一个又一个温暖的画面。

在我七八岁的时候，有一年早秋，我和五六个小伙伴放学之后去割草。有一块田地，可能是靠近河水的缘故，玉米秆有点甜。那时我们馋得很，忍不住砍倒当甘蔗吃，一尝不甜的，就扔到一边……

这一切被看地的老陈逮了个正着，可能是我们把庄稼毁坏得太厉害了，他坚持要大队以破坏庄稼为名罚我们各家。

那时候这种事得在村里开大会。记得那天下午，街上的人很多，我躲在家里感觉好丢人，也让妈妈丢人了，害怕她会骂我。妈妈是大队妇女主任，她从麦囤里一茶缸一茶缸地舀出小麦，装进一个布袋，装了应该有 20 斤吧，然后，扛着袋子径直走了出去，第一个把它交给了大队书记。

她什么都没对我说，甚至没有教训我一句。后来问起来，妈妈只是淡淡地说，七八岁的孩子没吃过啥，现在让你吃你都不吃了。

我想起一个词：宠爱。

在我 12 岁刚上初中的那半年，学校离家 18 里地，食堂只能给我们热一下自家带的窝头，就着从家里带来的白萝卜丝咸菜，此外什么都没有，包括白开水都没有，只能喝热馒头的笼屉下面那种有味，还有点黄的“蒸糖水”，生活很艰苦。由于工作的原因，妈妈有乡政府食堂的饭票，有两次，妈妈趁去乡里开会，先把我带到乡政府食堂改善一通伙食，再给我买点好吃的，然后骑车送我到学校。记得有一次吃的是小酥肉，红红的、亮亮的，看着就馋人。尝一尝，更是香得流口水。现在回想起来，那香香的味道又飘上了鼻尖。

……

往事并不如烟。当那些电影镜头般的画面一张张地在我的脑海里清晰起来时，我找回了很多失落的美好记忆，触碰到了妈妈那颗关爱、包容、隐忍的心。一个崭新的妈妈，一个崭新的我，开启了一段崭新的母女情。

记忆是个奇怪的东西，有时会被某种无形的东西屏蔽，让爱的真相无法浮出水面，情感的流动也因此被阻隔。这也许是我们人类出于求生存的本能，以免自己受到更多的伤害；也许是因为那时还小，只是沉浸在自己“受害者”的角色里。

当我们长大后，有必要换一种方式重新来看我们经历过的事情。从成年人的角度看那时的你、那时的情境，从人的角度看那时的父母[3]，让电影镜头慢慢回放，你很可能会看到不同的画面，听到不同的声音，于是也就有了不同的解读，从而改写你的经历，它很有可能更加接近真相。

成长小提示

[1] 出于爱的情感联结是情感发自内心的自然流露，和出于责任的自我要求是很不相同的。

[2] 这里的慢、呼吸、安静、进入内在，都是非常必要的，这才是所谓的“体验”，而不是仅仅停留在头脑里。

[3] 从人的角度，即看到父母也是人，所知有限，资源也有限。这区别于从父母这个角色的角度要求，认为父母就应该这样，应该那样。

你还要紧抓不放多久？

那些过去未被满足的，今生今世再也没有机会满足的，你要不要承认这样的事确实发生过，你不喜欢，但可以接纳，然后为自己做出新的选择？

郭姐今年50岁，长得大气端庄，人很能干，在一家国有企业担任中层领导。当我有机会走近她，与她深聊时才发现，她和很多人一样，像一只收藏了很多自身故事的仓鼠。笼罩在“童年阴影”下的她，俨然是一个孤单无助的小女孩。

她说，她是家里五个孩子中年龄最小的一个，也是最不幸福的一个。当年，她的妈妈是一名中学老师，漂亮、能干、多才多艺，特别是篮球打得好，在学校很出名。在那个年代，这样的女性相当少，因而显得很突出。但是，妈妈不会做家务。比如，妈妈不会做饭，所以小时候是爸爸做饭；孩子大一点，就由孩子特别是郭姐做。在那个年代，各家都是自己做衣服穿，她家却只能买现成的，或者接受亲戚朋友的援助。妈妈不喜欢料理家事，不会关心和照料他们兄弟姐妹，几乎不陪他们玩耍。

郭姐个性较强，从很小的时候起就像一个小大人一样，担负起给一家人做饭、收拾房间的责任，她也能做得很好。可让她生气的是，慢慢地，家里的人好像都对此习以为常，认为她做饭、忙里忙外都是理所应当的，如果哪一天饭做晚了、做少了、做得不好吃了，家里的人就会埋怨她。这时候，她希望妈妈能表扬她、认可她，最起码在哥哥姐姐埋怨、批评她的时候，能为她说句公道的话，可是妈妈没有。

让她刻骨铭心的是，在她 12 岁那年一个寒冷的冬天，夜幕降临，天空中飘着雪花，柴火被淋湿，她费了很大的力气才把一家人的晚饭做好。爸爸妈妈、哥哥姐姐 6 个人坐在饭桌前边聊边等，就她一个人不停地忙碌着，把碗筷、饭菜一样样地拿过去、摆好。就在她忙得差不多，准备坐过去吃饭的时候，忽然有一种不公平的感觉袭来：是啊，凭什么？听着他们有说有笑地开始吃上了，她忽然决定试探一下，看看如果自己待在厨房里不去吃饭，会不会有人注意到她，喊她过去。

不知道多长时间过去了，妈妈没有喊她，谁都没有喊她。

她太伤心了，太悲哀了，觉得自己太不重要了。这样活着有什么意思？不如死了算了。

她一个人偷偷地出了门，踌躇了一阵，向离家一里多地的一条河走去。

天很冷，风很大，雪花慢悠悠地在空中飘着，她却只感觉到了自己的卑微、满腹的委屈以及满腔的愤怒。她来到河边，在那里站了很久，捡了根树枝在冰面上的雪里涂抹着自己的心事。

她不知道怎样去死。

时间一分一秒地过去。她突然间想起，如果妈妈他们发现她不见了，还不得急疯了？非挨顿揍不可。她赶紧慌慌张张地跑回家，知道自己犯了错，准备乖乖地接受妈妈的训斥。

可是，妈妈、爸爸，他们所有的人，谁都没有发现。这更加悲哀。

还有一些类似的事情。她第一次来月经时内心慌乱，妈妈知道后，只是漠然地递给她一块破布；上中学的时候，妈妈到学校的宿舍给她送东西，她不在，妈妈把东西交给了同宿舍的一个同学，竟然没问哪个是她的床铺；后来她生孩子，想让妈妈帮着带，妈妈很干脆地拒绝了，说自己不会带孩子……

如今，妈妈已经去世十几年了，但她什么时候想起这些，心里还是很痛。

郭姐说，这样的经历一直都影响着自己。她脾气不好，容易和家人及同事发生不愉快的事情，现在知道了，原来这些和自己的童年阴影有关。

当回看妈妈的成长经历时，她才发现妈妈和当时很多人都不相同。由于家庭的变故，妈妈从小就被送到一个福利性质的学校，在那里读书长大，过集体生活。妈妈几乎没有和自己的爸爸妈妈在一起生活过，因此家庭生活的经历，一个妈妈在家里通常都做些什么，怎么做……她都没有亲眼见过。也许这影响了她对妈妈这个角色的理解和扮演。[1]

“但我就是感到特别受伤。我也知道，这些经历让我自强自立，吃苦能干，会关心人、照顾人，有责任感、上进心。我吸取了妈妈的教训，给了自己的儿子特别多的关爱。可是，如果让我选择，我宁愿自己有幸福的童年，有机会从妈妈那里得到曾经缺失的母爱。

“而且，这不公平。那么多人都可以，凭什么我就不能得到这些？”

是啊，如果能选择出生的家庭，如果能有这样的公平，多好啊！可现实就是现实，那些过去未被满足的，今生今世再也没有机会满足的，这么多年了，你要不要继续对抗？你愿意让妈妈影响你多久？要不要承认这样的事确实发生过，你不喜欢，但可以接纳，然后为自己做出新的选择？[2]

你可以做儿子的好妈妈，也可以做对自己来说够好的妈妈，满足自己的需要，现在你可以了。比如，就上面提到的事情，你可以在一个人的时候进入内在，找到现在成熟稳定的自己，体验她的价值和力量；带着这份价值和力量，想象面前站着那个小时候的自己，跟她说话：“我了解你当时内心的感受、观点、期待和渴望……我现在是大人了，有很多的力量和资源，我承诺，以后会更好地了解、陪伴、支持、照顾你……”看看她有什么反应，用合适的方式和小时候的自己联结，给出你的爱，邀请她在内心慢慢长大。[3]

常常这样做，针对一件一件事情这样做，减弱自己小时候孤单脆弱的情感，让自己变得更加完整、更加稳定、更加有力量。

这不是一个容易的过程，却是可能做到的，而且如果做到了，你就获得了新生。

成长小提示

[1] 这样的“见过”会产生很大的影响。我们很多人都是通过看见、模仿来学习的，特别是在生命之初。缺失模仿、学习的对象造成的影响是显而易见的。

[2] 这里包含了改变过程中的重要因素：觉察、承认、接纳、行动，也包括好奇和欣赏。

[3] 这种和小时候的自己对话的方式，对处理童年未被满足的期待是非常有效的。这个过程可以自己进行，在开始的时候借助心理咨询师等专业人员的帮助，效果会更好。

读懂父母真正想表达的是什么

有时候，接收者收到的信息和发送者试图发送的信息之间差别很大，甚至没有多少关联。

日常沟通中，我们通过口头语言表达内心、传递信息，通过耳朵来接收信息。但是，由于各种各样的原因，我们往往并不能很好地把自己希望传递的信息传递出去，或者接收信息的人并不能真正地解读出一些话的真实含意，甚至和本意背道而驰。

沟通是双向的，其效果既取决于信息的发送者，也取决于信息的接收者。有时候，接收者收到的信息和发送者试图发送的信息之间差别很大，甚至没有多少关联。

一个大三的女生，说想到妈妈就生气，特别是每当她遇到不顺心的事，想找妈妈说说时，总结起来，妈妈每次都只会说三句话：第一句是我也帮不了你，第二句是妈妈这辈子也就这样了，第三句是啥事就靠你自己了。姐姐结婚的时候，妈妈拿不出钱，说的是这三句话；最近自己失恋了，打电话告诉妈妈自己很难过，希望从妈妈那里得到安慰，妈妈说的还是这三句话……她对此非常反感，甚至有点愤怒：真是无法沟通，你老是这样，以后有什么事情，我还怎么和你说？

她的妈妈 50 多岁，初中文化，靠当小时工挣钱供养她上学。一方面，她知道妈妈很辛苦、很善良、很会照顾人、很不容易；另一方面，她对妈妈又有很多不满，比如妈妈没有自己的生活，妈妈嫌自己挣钱少却又不想办法改变，等等，有点哀其不幸、怒其不争的意思。

“让我们慢一点哈……就以你失恋这件事来说吧，以你对妈妈这么多年的了解，她听到这件事时内心的感受可能是怎样的？”我问她。

“无奈……拒绝……甚至有些不耐烦？”她一脸的不满，看不出多少疑问的成分。

“还有吗？猜一猜。”我慢慢地说。

她摇摇头：“……不知道。”

我提醒她：“有没有可能，妈妈会难过？”

她愣了一下，然后很快地点点头，肯定地说：“会的，半年多之前，我打电话告诉她，我谈男朋友了，是我以前的同学，对我很好，人也很上进，我很喜欢他。记得那天，妈妈特别高兴，说了很多话，比如我和姐姐都靠自己的努力考上了大学，都找到了称心如意的男朋友，没让他们操心，她和爸爸没有白辛苦，也算安心了之类的话。”

我点点头继续问：“有没有可能，妈妈其实很愿意帮助你做一些什么？”

“她没有说过……我也就不知道。”她说得很慢，显得有些犹豫。

我告诉她我这样理解的理由：“那么多词语，妈妈单单选择了‘帮’这个字，尽管说的是帮不了你。帮不了的意思是不是说，她想帮你，但是因为各种原因，还没有做到[1]，有可能吗？”

她点点头：“嗯嗯嗯，应该是这样的。”

接下来，我们让镜头慢下来，一起体会妈妈在接听电话时脸上可能有的表情，内心可能有的体验，分析那三句话想传递的信息里，可能还包含着妈妈对这件事的遗憾、无奈、自责，对女儿的心疼、支持、信任和鼓励。

她睁大了眼睛，一脸的惊讶，也许还有些不确信吧，说：“老师，应该是有这些的，可这么多年，我从来都是一听这话就烦，从来没这样认真地体会过。”[2]

我想趁机往前推动一步，问她：“那我尝试着把妈妈这三句话真正想表达的意思换个说法表达出来，你听听看，有没有可能，这才是妈妈真正想表达的。”

我之前给她做过两次咨询，对她的妈妈有一些了解。我调整自己的状态，去触及她妈妈内心的感受和想法，甚至有一刻，仿佛我就是她的妈妈。我让她闭上眼睛去体会，然后，以妈妈的口吻对她说：“女儿，听你说你和男朋友分手了，心里很难受，妈妈心里也很难受，为你感到遗憾。作为妈妈，我真的希望能做点什么，帮你度过这一段难过的日子，可是我离你这么远，无法陪你。妈妈文化水平低，不知道怎么说才会让你好受一些，有时觉得自己好没用。你一个女孩子家出门在外，不管遇到什么样的事情都只能一个人扛，妈妈很心疼你。好在，在很多事情上你比妈妈强多了，希望你能和以前一样，可以顺利渡过这一关。”

我的话还没有说完，她的眼圈就开始发红，用手捂住了嘴和鼻子，一边扬起头努力控制自己的眼泪，一边狠命地点头。

我给了她足够的时间。她擦擦脸上的泪痕，长长地叹了一口气：“是的，老师，这应该就是妈妈真正想说的。她如果能这样说，该有多好！”

“是啊！妈妈没有机会学会用这种方式去表达，还对此有点自卑，你也因此而嫌弃她吗？”我有意挑战她。

她有点不好意思：“不会的，这已经足够了，有这样的关心和理解，我不再要求妈妈什么了。”

语言是我们表达内心的工具，但在实际生活中，我们所受的教育和我们不善于表达情感的文化习惯，经常使交流停留在“怎么做”的层面，不清楚也难表达我们更多的内在，比如感受、观点和期待等。这是父母习惯的沟通方式，是他们在成长的过程中学会的表达方式。[3] 如果需要，我们可以让场景、画面慢下来、停下来，静下心来，广角式地体验其中的人和情景，把他们成长的背景也考虑进来，结合这些，尝试着解读父母想传递给我们的真实信息，也可以和他们核对这些信息。我们很可能会发现从来不曾发现的，甚至一直认为根本不存在的父母的那份爱，会发现原来父母对我们如此慷慨，我们在情感上原本如此富有。这也提醒我们，不管是对自己的孩子、父母还是对周围的其他人，都可以学习用一种新的方式表达自己。

成长小提示

[1] 这样的说法就是一种积极语言形式的表达，它和消极语言形式“我也帮不了你”的影响是完全不同的。

[2] 情绪与我们对事情，包括对一些语言的解读有关，而不是事情或语言本身引发了我们的情绪。

[3] 我们的沟通表达的方式是学习来的，所以我们可以通过新的学习更好地进行沟通和表达。

拯救不了的父母情感

父母的关系是他们两个成年人之间的事情，不卷入是对自己的解放，也是对他们的尊重和信任。

燕子深受父母关系问题困扰多年，自己伤痕累累的同时，不仅不见效果，反而屡屡让情况更糟。今年，她终于被迫接纳了父母感情不好的历史和现实，决定把解决父母情感问题的重任从自己肩上卸下来：这真是你们两个人之间的事情，我管不了。她还无奈地和自己开了句玩笑：谁让当初你们结婚不征求我的意见呢？

事情发生在今年春节。燕子和哥哥各自带着家人看望父母，一家人难得团聚。饭桌上，哥哥不知怎么就回忆起了他第一次和燕子做西红柿炒鸡蛋的事情，那时他七八岁，燕子四五岁。有一天，妈妈不知道学校有什么事，很晚才回家，燕子饿了，两人决定做西红柿炒鸡蛋。可是，先炒鸡蛋还是先炒西红柿呢？两人说不清楚……

没等哥哥说完，妈妈的脸色就沉下去了，先是叹气，接着眼泪也下来了：“唉！都怪妈妈给你们找了一个不着家的爹。看看人家，穷的有富的也有，谁家的孩子受这样的罪，还以为自己挣几毛钱多了不起呢……”她越说越气愤，越说越伤心，后来干脆离开饭桌，一个人进屋躺床上抽泣起来。

燕子赶紧跟过去，劝她说：“妈，这大过节的是怎么了，又埋怨我爸？设身处地想想，我爸也不容易，一个男的，那么长时间一人在外，吃食堂，自己洗衣服……他又不是不愿意照顾我们，是身不由己呀。”

如果说刚才妈妈是伤心多一些，那么此刻一定是愤怒更多；如果说刚才还是针对爸爸，这会儿可就加上针对燕子了。她直接下了驱逐令：“你赶紧回去吧，我不想看见你！从来都是你爸好，每次都不让提你爸一个不字。是我不好，我没他脾气好，总说你们。你爸什么都好，你妈一无是处，行了吧？”然后就从抽泣变成了大哭。

燕子的老公赶紧过来，一个劲儿地替燕子道歉，说燕子不会说话，惹您老生气了。毕竟女婿的面子还是要给的，这件事总算暂时平息了。

燕子的爸爸是军人出身，妈妈在村里的小学当民办教师。燕子小时候，爸爸在部队服役，妈妈在家带他们，她既要上课，又要带孩子，还要种地。燕子上小学的时候，爸爸为了离家近一些，想办法调到县城武装部做干事，每周末休息能回家一天。

从燕子记事起，爸爸妈妈只要在一起，随时都可能爆发

“战争”，原因各式各样，什么活儿没做好，什么话没说好，什么事没达成一致，甚至是碗里剩了一口饭没吃完，等等，似乎任何一件事都可以成为父母争吵的导火索。

燕子长大后才明白，父母争吵最根本的原因，是妈妈认为爸爸不养家、不操心，而爸爸认为自己在外工作、省吃俭用全都是为了家。为此两个人长期感情不和，唇枪舌剑有之，忍气吞声有之，冷眼相向有之，有家不归也有之。

现在两个人老了，爸爸也退休回到了农村，和妈妈一起生活，吃穿不愁，身体健康。吵架倒是少了，也许有点吵不动了，可是沉默多了，冷战多了，相互之间的不屑多了，特别是爸爸对妈妈那种不屑的眼神。燕子想起来就为他们两个人难过。

对于爸爸妈妈的吵架，哥哥从小就有他自己的策略，也许是被迫学会的生存之道吧，他会逃开不见踪影。燕子则不然，她不敢也不愿意离开。小的时候，她会讨好那个更生气的人，说些好听的话，做些给妈妈倒水、给爸爸递烟之类的事情，或者主动承担家务活，扫地、烧饭等，只要是能让他们关系缓和的事，她都愿意去做。

现在，哥哥和自己都长大成人，有了自己的家、自己的孩子。父母老了，燕子有一个愿望，就是父母能够心情舒畅，老来做伴，彼此照顾。为此，她一有机会就给爸妈做工作，目的只有一个，希望他们能相互理解、相互体谅、彼此包容、和平共处。特别是成年后，她感到有一些力量了，对父母每次争执的孰是孰非有了自己的看法，愿意挺身而出做“法官”，裁判爸爸对的多一些，还是妈妈对的多一些，但往往各打五十大板的时候多。结果，她把两个人都得罪了。[1]

那就居中调停吧。摆事实，讲道理，让妈妈知道，爸爸那么多年一个人在外不容易；动之以情，晓之以理，让爸爸理解，妈妈一个人既当爹又当娘，既主内又主外，比一般的女人不知辛劳多少倍。[2] 可是结果看到了吧？

这么多年一次又一次调停，她算是领教了。这件事之后，燕子终于做出了自己的决定：真不管了，认了。哪怕你俩这辈子感情都好不了，我也认了。

很多的无奈，很多的遗憾，那也接受了！

这样的决定让燕子长长地出了一口气，那是很久以来在这个问题上都没有过的轻松，好像是把背负了多年的一块大石头从肩膀上卸了下来。她感觉到了内心的稳定和力量：我有一个爱我的父亲，有一个爱我的母亲，尽管他们之间还有一些问题，但我得到的已经够多了，我对他们充满感激！我给他们每个人作为女儿的爱，而不是强迫他们相亲相爱，那是我强迫不来的。

把解决他们之间关系问题的责任还给他们吧。父母在一起 40 多年，共同经历了很多的坎坷，这样的相处方式也自有其功能吧。

孩子做不了父母的拯救者，很大的原因在于，孩子本身就是父母关系和问题的一部分。[3] 孩子能做的，除了和父亲、母亲分别有好的情感联结，支持他们每个人，还有很重要的一点是，做好自己的事情，让他们放心。孩子的幸福是父母幸福的一部分，这也许会成为他们之间增进感情更有力的支持。

成长小提示

[1] 在处理关系问题时做“法官”，评判是非对错，会引发防御，破坏关系，因此需要把好奇和关爱放在更加重要的位置。

[2] 这样给双方讲道理，父母感受到的更多的是要求、“应该”，感觉不到孩子对自己的同理心，反而会引发负面情绪。

[3] 同样，有时候孩子出现问题，父母也做不了孩子的拯救者，每个人能做的都只是自己的这一部分。如果需要，可以寻求专业人士的帮助。

不再当“受害者”

“你们都欺负我”，这个观念激发了我，但也限制了我，就像画地为牢，不敢越雷池一步。

和一个多年不见面的男同学小聚，说起这些年我们各自内心的成长，他给我讲述了他作为一个“受害者”的成长轨迹，说他这些年最大的成长是慢慢消除了“受害者”心理。以下是他的讲述。

我说的“受害者”心理是：总是觉得周围的人不喜欢你、看不起你、故意欺负你，无论和谁打交道，总是觉得应该防着点。最经常挂在嘴边的话就是：害人之心不可有，防人之心不可无。经常觉得压抑、生气、委屈，有点自怨自艾甚至愤世嫉俗的感觉。

这十分影响我的生活，例子有很多。比如有一次，我们公司聘请一家著名的咨询公司给我们做战略咨询。在一次讨论会上，我向他们的项目负责人提出一个问题，他连想都没想就轻描淡写地说：“那不是个问题。”然后接着谈论别的去了。我非常不舒服，觉得他怠慢了我，不尊重我，看不起我。

还是说工作吧。我工作很认真、很尽力，公司也给了我不少荣誉和发展空间，但我常常心理不平衡。比如，如果总经理表扬了别的副总负责部门的工作，哪怕只是没提我负责的这几个部门，我都会觉得受到了批评和指责，觉得领导没有看到我的努力，不认可我，很不公平。

这样的事情经年累月地发生，我感觉自己活得很不舒展。后来我能受到启发、做出改变，都要归功于我爱人。不知是因为家庭的原因还是她个人的特点，她相对来讲比较乐观、自信、阳光，认为“那都不是事儿”。比如前边第一个例子，我回家一唠叨，她听完说：“事情没那么复杂吧？也许在他看来，那真不是个什么问题。你在意的话，可以找时间和他再核对一下。”第二天，我鼓起勇气找到那位负责人旧话重提，果然，他耐心地解释了这个问题和其他问题的内在联系，觉得其他问题解决了，这个问题就不成问题了，不用单独列出来讨论。[1]

第二个例子也是，我心里感到非常憋屈，有一次回家忍不住发牢骚，我爱人的说法出乎我的预料。她说，日常工作有个轻重缓急，也许领导只是觉得，这段时间那几个部门任务重，完成得不错，并没有比较，更没有批评其他部门的意思。这不是年终总结评比，没有必要也不可能很全面。我想，是啊，我们很多时候欣赏某个人，并没有不认可其他人的意思，这不是一样吗？这样一想，我心里就舒服多了。

这样的事情多了，我慢慢觉察到，这是我自己的思维模式的问题，而且我发现我父亲、兄弟姐妹都有这样的情况，为人处世显得退缩、不开放，朋友也少。

我意识到这和家庭的影响有很大的关系。我出生在农村，村里姓我们这个姓的人本来就少，我们势单力薄。我父亲是爷爷奶奶生的孩子中最小的一个，生他的时候，爷爷奶奶已经很老、很难保护他了，父亲刚刚成年他们就先后去世了。所以，父亲说他小时候总是受欺负和被伤害。比如，别人不让他在草多的地方割草；当起冲突、打架的时候，他们几个人，父亲一个人，总是吃亏。

父母结婚后，接连生了我们5个孩子，没有老人帮衬，母亲在家忙孩子，父亲一人挣工分、想办法养家。家里穷，一年到头吃水煮白菜，最惨的一次是有一年过年的时候，父亲置办完年货把家里翻了个底朝天，发现只剩下两毛钱！这样的贫穷让我有一种低人一等的感觉。我们从小接受的教育是：让你们看不起我们，我们一定要争口气给你们看看！

我们兄弟姐妹确实都像憋足了一股劲，特别用功，一个比一个学习好。那时候大学难考，但我们5个全都考上了大学，现在生活工作得都很好。说起来，也真该感谢这样的经历，不能比别人差，不能被人看不起，一直是我们好好生活的动力。到现在，我们5个年龄最小的也40多岁了，但是每个人都还很积极进取。父母很为我们骄傲，嘴里说出来的却依旧是：我看你们谁还敢看不起我们！

现在我终于明白，那个年代，在那样的状况下，我们家人真的有被看不起、被欺负的事实（其实我现在也难以说清楚，有多少是事实，又有多少是这个观念下的解读）。[2] 但是如今，我早已经长大，有了自己丰富的阅历，我该重新思考这个观念对我的影响，并适时调整自己对这个世界的解读和看法。

“你们都欺负我”，这个观念激发了我，但也限制了我，就像画地为牢，不敢越雷池一步。仔细想想，在我的内心深处对自己有一个疑问：我真的看得起自己吗？我还需要证明给别人看吗？答案是不确定的。当我的内心开始稳定时，我就能够看到自己的人品、才学和能力，有了底气，再和别人打交道的时候就会比较清楚，别人是在和当下的这个我打交道，不会把我的祖祖辈辈都翻出来。当我自己看得起自己的时候，我甚至觉得，别人看不看得起我，对我并没有那么重要。[3]

明白了这些，我如释重负，眼前突然变得开阔起来。我开始变得轻松、自由，与人交往也自如了很多。

成长小提示

[1] 信息的核对是很重要的，你可以让他进一步解释，也可以把你的解读说出来核对。
[2] 在自己的观念影响下认为的事实只是主观事实，萨提亚女士认为，这不一定就是客观现实。
[3] “我”是一切问题的答案，当“我”稳定、有价值感时，别人的眼神、评价就变得没有那么重要了。

解读：萨提亚模式如何看待原生家庭的影响

萨提亚模式认为，夫妻是家庭的建筑师，因此，每个人与父亲、母亲组成的原生家庭对一个人的影响几乎是全方位的，不仅是身体、生理上的遗传和重大影响，也包括文化的家庭代际传承。基本上在 18 岁以前，我们内在的主要形态都要受此影响，具体来讲：

一、我们的行为和沟通模式

萨提亚女士在论述生存姿态是怎样发展出来时认为："我们需要清楚地区分自己的外在行为和内心渴望。当最基本的爱和被爱的渴望受到威胁时，我们也许会去讨好、责备、超理智或是打岔，从而维持一段关系。第一段让我们每个人努力维持的关系就是与父母或者看护者之间的关系，如果他们不能给予我们足够的温暖和良好的喂养，我们就会失去生命。作为孩子，我们很快就了解到，只有按照别人说的去做，才能够继续生存下去。正是在这段关系背景当中，我们形成了条件化的生存反应。"这样的反应能够保护我们生存下来。

而且，萨提亚女士认为："通常，作为成年人的我们会延续在童年时期学会的应对方式。那些早年被看作威胁的事物将会促使我们对它们采取相同的反应方式。"(《萨提亚家庭治疗模式》) 也就是说，即使我们没有意识到，甚至也不喜欢，它可能还是会无意识地在我们长大后的家庭和社会关系中呈现出来。就像《是“不会”而不是“不愿”》一文中的父亲，他对女儿粗暴指责的沟通模式在很大程度上和他的原生家庭有关。这样的模式既保护我们生存下来，又在某种程度上限制了我们的和谐一致。

二、经常体验到的情绪和对情绪的处理方式

我们经常体验到的情绪和原生家庭有很大的关系，关于这一点，我在《你把什么带入了亲密关系：运用萨提亚模式探索内在冰山》一书中有详细的论述。我们在小时候经常体验到的情绪，因为没有得到过很好的处理，时间久了，就成了我们情绪的主色调。这些“隐藏”起来的情绪一旦被现实生活中特定的事情所引发，就会“激活”旧有的情绪，使“新愁”和“旧恨”叠加和交织在一起，更加难以处理。关键是我们常常意识不到这一点，而会怪罪生活中如现在家庭中的其他人。

原生家庭对情绪的处理方式，特别是我们如何体验感受，是否可以表达感受等，往往有一些不成文的规则，如不允许体验，更不允许表达“不应该有的感受”。所以当我们有不好的情绪时，常常压抑它或者忽略它，因为只有这样才能在父母那里感到安全。等我们长大，这种方式会延续下来，从而影响我们更好地整合。

三、重要的信念和价值观念

在我们的成长过程中，父母的反应、默契、要求往往能影

响我们的价值观、信念和世界观。比如，关于金钱、时间、婚姻、成功等方面的观点，特别是关于自己、他人、环境或世界的观点和信念。

信念是我们经年累月执着不放的想法，往往和原生家庭有关。比如，“我很丑，我很笨，我是捡来的孩子”“自己太不重要了，这样活着有什么意思！”，等等。其中有不少误解的成分，就像萨提亚女士说的：“作为孩子，我们常常误解一些来自父母的信息，特别是当沟通不带有任何解释成分，更像是命令的时候。”比如，“你们都欺负我”的观念，是在不知不觉中从上一代传递给下一代的，最终可能成为一个家族的信念。这些信念尽管也会受到学校教育、社会教育、自身经历的影响，但原生家庭的影响更具基础性。

还有一些我们称为家庭规条。我们在原生家庭中学习应该坚持做哪些重要的事以及应该表现出的行为，其中有一些是僵化、没有弹性和选择性的，会限制我们对自己的知觉，这就是家庭规条。家庭规条经常包含“应该”“必须”“永远都要”“绝对不能”等字眼，以期待的形式出现，比如，“你应该坚强，应该乐观，应该负责任”“你一定要努力”“你必须自立”“你们一定要争气”，等等。

家庭规条的形成往往有其重要的历史必然性，往往还包含了重要的家庭价值观。但遵守这些家庭规条常常会给人带来痛苦或让人陷入困境，有些家庭规条已经不再适合成年后的生活，有必要增加一些弹性和自由，使其转化为生活的指引。

四、对自己和他人的期待

如前所述，作为孩子，我们很快就了解到，只有按照别人说的去做，才能够继续生存下去。父母期待我们怎么说、怎么做，甚至怎么想、怎么感觉、怎么选择，我们就会尽可能地去完成，这样时间久了，父母对我们的期待甚至父母对他们自己的期待都容易成为我们对自己的期待。这会影响我们根据自身的具体情况，比如兴趣、爱好、志向等选择适合自己的期待。我们会“约束自己不去争取我们想要得到的，不要代表自己去冒险，不要说我们想到和感受到的，而要说我们认为自己应该说的”。

还有一些是过去未被满足的期待，如果不能得到有效处理，将会对我们现在的生活产生很大的影响，比如我们会外求生活中的其他人，如结婚后把这种童年未满足期待转向配偶，或者工作中期待领导满足自己被认可、被欣赏的渴望，等等。如果不能得到满足，将会再一次陷入失望。

萨提亚模式认为，我的期待是我的，我需要为自己的期待负责；别人，哪怕是最亲密的那个人，也没有义务满足我的期待，他可以有他自己的期待。对于未满足的期待，成年以后需要有意识地做出调整。

五、自我价值感

自我价值感，也称为自尊，是一种自我评估的能力，是以尊严、爱和现实的方式面对自己的能力。萨提亚模式认为，自我价值感是一个人力量的源泉，也就是说：“当自我感觉良好、能自我欣赏时，我就极有可能用一种高贵、真诚、勇敢的姿态，充满活力和爱心地来应对生活。”反之亦然。

这种自我价值感的培养和原生家庭有着密切的关联。刚出生的婴儿常常通过父母或照顾者这面“镜子”来看待自己。在他们眼里我们是什么样的，是漂亮的、可爱的、能干的……还是相反，他们的一言一行、一举一动或者一个面部表情都会传递出信息来，让我们明白：“噢！原来我是一个这样的人。”

当然，长大一点进入学校以后，我们的自我价值感也会受到其他人，比如老师、同伴等的影响，我们在家庭中形成的自我价值感会得到增强或削弱，但家庭的作用仍然很重要。自我价值感低的孩子长大成人以后，即使取得了很大的成就，还是有可能怀疑自己的价值。这和前面谈到的对自我的信念有关，一旦相信“我是没有价值的”，一个人就很难通过外在的成功或别人的认可和欣赏“证明”自己是有价值的。

萨提亚女士认为，自我价值感的培养需要一种氛围，在那种氛围中，个人的特点能够得到尊重和赏识，犯下的错误只是用来学习的。即使孩子做错了什么事，也不会成为伤害孩子自尊的理由，不代表孩子这个“人”是不好的，他还可以学习把事情做对。在和谐的家庭中，哪怕是孩子，他的生命和情感也是高于一切的。

萨提亚模式从根本上来说是家庭治疗模式，有很多重要的工具可以用来探索原生家庭对一个人的影响，最著名的就是家庭雕塑，以及原生家庭图、家庭生活年表、影响轮等。它们的目的有两个：一个是觉察和运用从原生家庭继承的资源，如品质、观点、信念、榜样、示范、技能、态度等，为当下和未来服务；另一个是觉察和处理未完成的事件，通常是未满足的期待，让我们在成长过程中所熟悉的模式浮出水面，然后对此开展工作。这个工作的过程有些可以自己进行，有些则需要在专业人员的帮助下进行。

不管是哪种方式，都需要有体验性，以当下成年人（常常是）的视角觉察目前一些模式和过往未满足的期待之间的关联，重新触碰那时的冰山各层，体验由此引发的情绪上的波动并允许其流动和释放，看到当时情境下更丰富的内容，对人对己以及对当时的情境有更多的理解，然后做出新的选择和行动，为自己负责。

萨提亚模式非常强调父母的作用，包括主张父母要主动成长，“做父母的可以为他们的行为负责，并且学习一些不同的行为方式，这是改变家庭氛围的第一步”。但父母也都是普通人，在萨提亚模式信念中有几条都与此相关，比如，父母经常重复在其成长过程中熟悉的模式，即使那些模式是功能不良的；大多数人在任何时候都是尽力而为；迈向完整的目标之一是接纳父母也是人，并在人性的层面而非角色的层面上与他们相遇。所以，“让他们教给孩子自己从未学过的东西还真是有点难度”。我们觉察和处理未完成事件是在接纳的基础上进行的，这样才能真正为自己负起责任来。幸运的是，“因为你总能学到新东西，所以你的生活总是可以改变的”。

Chapter 3

第三章

那些曾经的伤痛与成长

丑小鸭何其多

在一定意义上，你是丑小鸭还是白天鹅，只是你选择的问题。

一个朋友把微信头像由一张风景照换成了自拍的大头照，比较随意的那种，还附了这样一句话：“我发现我其实挺漂亮的，如果小时候爸爸妈妈告诉我这些就好了。”

这句话我反复看了好几遍，心里有什么东西被触动。不管是这样公开说自己漂亮，还是承认爸爸妈妈以前没说过这一点，都会很挑战自己吧？记得两年前在一节培训课上，她说她自我形象方面有问题，我当时有点惊讶：这么清秀、聪明、有追求的美女教师居然也有自我形象的问题？

我有一个闺蜜，高个子，大眼睛，性格开朗，很招人喜欢。她自己都感叹过：“一个曾经与我共事多年的老师，每次见到我都是那样发自内心地喜爱，让我欣喜又汗颜，不知自己有什么好，配得上别人这样的心。”可是她说，她也曾很自卑，从来没有觉得父母喜欢自己的外貌。

姚晨出名后，很多人发现她长得像姚晨，妈妈知道后却说："一点都不像，姚晨哪里有你好看？"这是几年前的事了，现在说起来她还会很激动："我当时眼泪差点没出来！原来妈妈一直觉得我特别漂亮，而我从来都不知道。"

看来，如果爸爸妈妈没有说过你漂亮，即使你很漂亮，你可能也不知道或者不确信自己是漂亮的。

有一位30岁的女士总是在微信群里晒她每天的训练记录，一个同事受到了刺激，打电话质问她："你漂亮、聪明、能干、家庭幸福，你所有的都那么好，你还要训练、减肥，而且还要晒出来、贴出来，你能不能考虑一下我们的感受？！"

她这才知道，在外人眼里她近乎完美。可她的自我评价是："丑、傻、缺心眼，凑合活着。"她厌恶自己的长相和身材，这是她自己用的词，从头到脚地厌恶，不愿意拍照，保留着以前瘦的时候穿过的衣服，希望有一天能瘦回去，尽管那时她也讨厌自己的身体。

她说，她的妈妈出身于东南地区的一个名门望族，是典型的大家闺秀，她的漂亮很少有人能及，生活也讲究得很。但妈妈不快乐，对她不满意，总是对她评头论足，看起来一脸的嫌弃。想起妈妈的眼神，她终于明白为什么自己那么厌恶自己的身体了，是她内化了妈妈对她的评价。

看来，有一个很漂亮的妈妈对女儿来说是一个不小的挑战，搞不好还会成为灾难。

大学里一个漂亮的女同学有个妹妹，家人给妹妹起外号叫“小丑”，因为妹妹没她皮肤白，没她漂亮。我也在这样的比较中长大，记得高一那年元宵节，我和两个姐姐去县城看灯展，骑车路经一个乡镇的时候，遇见几个认识我父母和我姐的人，有人看见我立马睁大了眼睛问我：“你们真的是亲姐妹？怎么长得一点都不像啊？你看你姐姐多漂亮啊！”还死死地盯着我上下打量。

在我的来访者里，有一个女大学生。她平时省吃俭用，却花了 1600 元买了一套化妆品来对付“皮肤太粗糙”的问题。只是为了美观，她连续拔牙三次，最后一次拔的是左门牙往里数的第六颗牙齿。她自己也承认，即使是大笑，也没有人能注意到那颗牙。但她自己知道，它太难看了。如今回忆起来，她觉得这方面受过的最大刺激是中学时好友的一句话：“她（指另外一个女生）比你漂亮多了。”

比较无时不在、无处不在，你躲不过也逃不过，结果一定会让你信心全无。[1]

作家莫言说：“我生来相貌丑陋，村子里很多人当面嘲笑我，学校里有几个性格霸蛮的同学甚至为此打我。我回家痛哭。后来，我进入城市，有一些很有文化的人依然在背后甚至当面嘲弄我的相貌。”

外表的“丑”很容易伴随内在的“我不好”“我不值得”的观点，这才是真正的问题所在[2]，无论是对个人还是对关系都会产生不可思议的影响。

前面提到的那个遭人嫉妒却厌恶自己身体的女士，我和她在一个工作坊里相遇，谈到自我接纳，她说：“可我也不能昧着良心说自己不错呀！”

老师引导她体验：“坚持认为自己很丑，给你带来的好处是什么？”

她回答：“好像是一种安慰吧？证明我妈妈说的确实没错。”

老师问：“如果接纳自己还可以，会怎么样呢？”

她说：“我心里会很忐忑，因为那不是事实。”

老师接下来对“客观事实”和“主观现实”进行了区分：“如果说，客观事实就是不以人的意志为转移，不管你是否愿意接受都要发生的、在你主观之外的事实，那么，简单地说，主观现实就是对客观事实的解读，它以人的意志为核心，通过对客观事实有筛选地、片面地、删减性地获取信息而成。”

显然，美丑的问题更多的属于主观现实，换句话说，在一定意义上，你是丑小鸭还是白天鹅，只是你选择的问题。[3]

成长小提示

[1] 在比较的模式下，人人都是失败者，即使一时胜出，也很难长久保持。

[2] 外表的美丑常常通过影响一个人的自我价值感而全面影响一个人的信心、力量和人生。

[3] 尽管外表的美丑不可选择，但我们对它的态度是可以选择的。

重新叙述童年的故事

一个人如果知道什么适合自己，缺点就不再是缺点，而会成为他的特点。

每个人的生活画卷都由无数的事件组成，我们常常习惯性地把目光落在一些问题上，形成固定的思维方式，从而影响我们的自我价值感。其实，站在不同的角度选择不同的理解方式，事情就会有不同的走向。在新的故事里，一个人就可能活出新的自我形象。[1]

我出生在 20 世纪 60 年代末的农村，那时的我们从很小开始就要参加力所能及的农业和家务劳动，正是在这样的过程中，我的“笨”表现得淋漓尽致。

我小时候身体单薄、瘦削，看起来病恹恹的。记得我在 8 岁的时候称过一次体重，才 48 斤。人们都说力量和体重成正比，一点不错，用“手无缚鸡之力”来形容我很贴切，与此相应，“笨”也就不可避免了。

比如，小时候家里用架子车拉土，我的任务是手扶车把保持平衡。记得有一次，哥哥差不多10岁吧，他掘了一大铁锹土，使劲扣在了架子车车尾的位置。车尾突然加重，车把一下子就升起来了，“哐”的一声，车尾着地。我好不容易扶稳了车，调皮的哥哥接着在车的最前边“呼”地来了一铲子土，我没防备，“啪”，车子又来了个“嘴啃泥”。我心里的懊恼就别提了！

又比如，有一次把豆秸从场子里往家运。这种事情八九岁的同伴都可以应付，但我力气小，左右不了车把，加上紧张，左一晃荡右一晃荡，最后还是拐到沟里去了。

诸如此类的事情还有不少。妈妈担心我：这闺女咋啥都干不了，以后咋过日子呀？爸爸也嘀咕：这孩子怎么心灵手不巧呢？其实，我心里也很不舒服，有时候会恼羞成怒，只要他们谁一说我，我就气得要死，有时忍不住喊：“我将来就不干这些破活儿！”心里却充满了对未来的恐惧。

这大概就是我讲述童年故事的套路，一讲就是40多年。

换一个视角，我会有一个新的童年形象吗？

就从“心灵手不巧”说起吧。其实，我还算聪明，小时候脑子反应就比较快，上了小学这种优势就显示出来了。那时候父母忙，管不了我们，我学习不怎么努力，但成绩一路领先，成了家里、班级里“一颗闪亮的小星星”。升初中考试时，我们乡分南北两大区，我还考了南区的第一名。

其实，论“手巧”也是没问题的。爸爸就曾说过：“我看你将来靠钩针和编织就可以养活你自己。”这是我童年很嘚瑟的一件事。

上小学前后吧，我们那里的女孩子都用一种带舌头的钩针钩尼龙丝书包。我很快就熟练地掌握了这套本领：在左手食指缠上很长很长的尼龙丝，右手紧握着钩针，“咔啪咔啪咔啪……”嘴里默默地数着“一二三，插针……退针，一二三”……不影响走路，不影响说话，甚至老师在上面讲课，我在下面偷偷地钩书包。

而且，我的技术也不错。书包需要一片花一片花地钩，然后组合在一起，几个圆形花片组合的时候，中间有个不规则的空，很多人补不好针，凹一块凸一块的不平展，这些对我来说都不成问题。

我还能创新，曾经自己设计过一个非常漂亮的书包：红色的花心，一圈花瓣形的空白外面是绿叶，外围是月白色的，像天上的云。我把每片花设计成正方形，这样组合的时候就可以不留痕迹。我用 12 片组成书包的主体两面，然后准备出其他 3 面，钩出书包带，普通的网面上我点缀了几组菱形的小花。

这个花书包应该是我今生的一个“杰作”，几乎所有看见的人都说漂亮，可惜上初中没多久就被人偷走了。

后来我又钩过不少东西，大到镂空的上衣，小到给围巾钩的花边，给单色坐垫点缀的花形，给夏天的裙带加的彩环之类。再后来，我对织毛衣也很上瘾，对设计、编织花形深感兴趣，曾因为琢磨不出来一个人毛衣上的花形织法，在公交车上多跟了人家一站地，终于弄明白了。所以，当年看电视剧《北京人在纽约》时，我曾经有一个职业理想：为编织公司设计花形。

也许这就是命运的安排，让我有一个明显的短板——干不了力气活，然后去寻找和发展我的长项。

现在想来，这块短板应该教会了我很多东西。一个是我干活不力但态度好，热爱劳动。小时候割草、放羊、锄地、收麦、摘棉花，所有的活儿我都积极参与，干得耐心、细致。

另一个是它让我学会了求助。这么多年来，需要的时候我都会请人帮忙，特别是每次出行，比如坐火车时，举行李的事基本由别人代劳。我很感激，人家说举手之劳，于是开始愉快地攀谈，通常都会有一段快乐的旅程。

还有一个是，不知道是不是因为害怕成为一个农村笨媳妇，我上学读书比较用心，恐惧能转化成学习的动力自然是一件不错的事情。

最后，更重要的一点是，这让我明白，一个人如果知道什么适合自己，缺点就不再是缺点，而会成为他的特点。[2]

我真要感谢我童年的“笨”，没有它，很可能我也不是今天的样子。从今以后，在需要的时候，我决定开始讲述我的新版童年故事[3]。再遇到那个颇为沮丧的“笨小孩”时，我想摸摸她的头，宽慰她：“没关系，你不是笨，只是力量小。”然后，微笑着夸赞她：“瞧，你的能量还真不小呢！”

成长小提示

[1] 这同时也是叙事治疗里特别强调的，即从不同的视角去看同一个问题。

[2] 很多时候不是好坏对错的问题，也没有什么“应该”“不应该”，而是适不适合的问题。

[3] 这其实是一个决定，一个重要的选择。可以说两个版本都是真的，但关注点不同，带来的力量和勇气就不同。

有些伤不是“被剩”引起的

老师只有一个，那就是生活。有些伤的罪魁祸首不是“被剩”，而是文化、教育使然，比如自我评价低，几乎所有人都要面对。

曾经的大学三姐妹相聚还真不容易，就我们三个在一起这么多年来居然是第一次，不知不觉接着当年的话题往下讲：恋爱、婚姻、家庭。结果，不知怎么就演绎成了一场对“剩女”问题的深入讨论。

她们俩，一个是典型的“淑女”，毕业至今，在一个城市的某中学当德育老师，聪明、漂亮、贤惠，自称她最大的理想是做“贤妻良母”。这样的女大学生注定是很多男生追求的对象，当年在学校读书的时候就“名花有主”，毕业结婚生孩子，生活波澜不惊，小日子过得红红火火，孩子上了大学，生活安逸而有趣。

另一个是“真正的文人”。说起来她真有点神，当年就喜欢之乎者也，毕业后在小城市的一个中专当了 5 年的政治老师，然后考研中文系，开启了自己的文学梦想。她目前在上海一家文学出版社做编辑，还出版了自己的作品集。我俩都曾是典型的“剩女”，恋爱、结婚、生孩子比较晚，她比我还要晚一些，孩子在上初中。

话题由“淑女”挑起来。她“饱汉不知饿汉饥”，竟然说：“我很羡慕你俩，挑够了，踏实了，孩子出生的时候家庭也比较安定了，一个北京，一个上海，眼界开阔，不像我，成了井底之蛙。”

这话激活了我们各自的一些陈年往事，各说各的，难免有争执，总结起来集中在三大“剩女之伤”上。

第一伤是“被剩”带来的心理阴影。“文人”说，结婚这么多年了，她还时不时做愁嫁的梦：本来恋爱谈得好好的，突然被男朋友拒绝了；谈了一场马拉松式的恋爱，最后才明白，人家从来就没有过要结婚的意思；有更绝的，和老公已经在一起生活很久了，忽然有一天，发现还没领结婚证……说不出的尴尬与无奈。

原来，做过类似梦的不止我一个，那种流浪式的漂泊、对未来不确定的焦虑，是你们这些二十几岁就有人一起规划人生的人很难理解的吧？

“淑女”反应很快，笑着说：“这也叫心理阴影啊？当过学生的人差不多都做过关于考试的梦，比如马上考试却赶不到考场啦，题全不会写啦，钢笔没水儿啦，写好的卷子怎么也找不到啦……不一而足，每次都着急得满身是汗。没听说谁把这当成心理阴影。”

哈哈！听了她这话，我突然一下子释然了很多，原来，我们是可以像接受考试梦一样接受愁嫁梦的。[1] 日有所思，夜有所梦，活着各有各的难，梦里各有各的愁，那是生活留下的印记，如果难以擦去，留着就留着，又有什么妨碍吗？[2]

第二伤是对单身生活的彻底否定。“文人”说：“从大学毕业到结婚这十多年，我感觉自己的人生很灰暗、失败。如果人生可以重来，我不会选择这样过。”她说自己曾经画过自己的生命线[3]，高低起伏，这十几年是最低谷的阶段。

我问了她一个假设：“如果当年，你在中专当老师的时候找到了合适的人，你会因为他留在那个小城不走吗？”

我给了她足够的时间，她也没能给出答案。我是高中毕业当了两年高中老师，然后考研离开我们县城的，曾经也有人问过我这个问题，我真实的回答是：“恐怕那样的话，我的遗憾一点都不小于结婚晚吧。”毕竟，年轻的梦不仅仅是关于爱情和婚姻的，还有更多看重的部分。

“淑女”的羡慕还在继续：“我结婚倒是挺早，生孩子也早，可是一直磕磕绊绊甚至吵吵闹闹。我看你们俩晚结婚，更知道什么人适合自己，过得更幸福。”

不得不承认，经历会改变一个人对生活的理解。十年或更多的时间，对待感情、生活等很多问题都更加成熟。从大学甚至高中对爱情浪漫的、纯粹的、蓝天白云一样诗意的幻想，到“对婚姻没有太高的奢望，只求找一个人过平平淡淡、踏踏实实的生活”，那真不是一夜之间的突发奇想。这中间的所见所闻、所思所想、所感所悟，都会帮助一个人平顺地生活。

但是一方面，恋爱有“季节性”，错过了机会就少；另一方面，婚姻像游泳，在旁边观看揣摩再久，要诀背诵得再熟，教练再得力，你还得扑通跳进池子里去练习，不呛几回水，不经过慌乱甚至以为自己小命难保是练不出来的。要练习，要体悟，水平高低不是下水早晚能决定得了的。

第三伤是自我评价系统，即自我怀疑、自我贬低、自我否定。恋爱失败对当事人最大的打击不是失去了一个人，而是损伤了自尊心。那么长的一段时期，竟然没有一次在对的时间、对的地点遇见对的人，不管别人怎么说，你都会禁不住怀疑：我真的够好吗？我值得吗？

更别说那些外在的、不认可的声音的影响了。曾经，一个关系很好的男同学善意地提醒我，男生都喜欢漂亮的女生；曾经，我和男朋友分手时，他一口气列举了我的六条不是。还有一次，一个关系很好的男同事帮我介绍了一个人，我见了一面没同意，说我自认为还是有一点理想的，感觉对方太不上进。没想到，那个同事听后哈哈大笑，问我：“女人要理想干什么？你去问问我老婆，应该怎样做女人。”还有一次，我说自己这么老大不小嫁不出去，家人发愁，我自己也发愁。一个平时关系还可以的人竟然说：“谁知道你是不是真的想结婚，还以为你很前卫要单身呢。”我心想，这是什么意思？你是不是怀疑我有毛病啊？

这一点，我和“文人”深有同感，这些都不可避免地影响了我们的观点、想法、自我评价，让我们曾经非常怀疑自己：我是不是太天真了，太不现实了，太看重自己、自我评价太高了？是不是眼里优秀的男士根本看不上我这样的人？我们也曾试图改变自己，一个劲儿地告诉自己，并开始尝试，现实一些，迁就一些。

这方面“淑女”很理解，她也说了一些值得思考的话：“我倒确实没有因为恋爱、婚姻的问题怀疑、否定过自己，但我同样有过自我形象、自我评价的问题。是不是尽管原因不同，但每个人心里都会有一个声音：我不够好，我不值得？”

嗯！确实，也许是文化、教育使然吧。无论如何，自我价值感低的问题，都不该全部归罪于那段“被剩”的经历，或许它在这之前就已经存在。

“文人”找到幸福之门的心路历程，也很有启发性：“我30岁开始以结婚为目标，主要是怕太晚生孩子成难题。直到有一个人，我一直找不到感觉，但是按照他的条件，不管年龄、学历、工作还是对我的态度，我都找不到正当的理由挑剔或拒绝人家。于是，我就逼着自己每周见他一面，说一些无关痛痒的话。就这样大概过了两个月，有一个周末是他的生日，我知道该怎么做，却一点想见他的愿望都没有，更没心情给他过生日，但我还是去见他了。吃饭的时候，我突然为自己感到难过，这是何必呢？我实在不想委屈自己。我如实地对他表达了想法，并在那一天决定，忠实于自己，不再难为自己。记得那一天，我自问自答了两个问题：你这样固执下去最坏的结果是什么？你可以接受吗？我的答案是：一个人过。我觉得没什么不能接受，起码比现在这样逼自己要平静得多。[4]

“有了这样的底线，我忽然发现，这原本就不是嫁不嫁得出去的问题，愿意的话我早就结婚了。这只是合适不合适的问题，是缘分到没到的问题。绕了一大圈，我终于相信，其实我根本没那么糟糕。我依然相信爱情，重新相信自己。”

结果，做好了单身的准备，不久却有了难得的遇见，这之间的关系不是很有意思吗？

到这里，我们似乎终于达成了共识。人人有颗玻璃心，问题不解决不行，没有以自己想要的方式解决也不行。你通常怪罪的，往往不是真正的罪魁祸首，起码不是全部。

每个人经历的人和事也许有不同，但老师只有一个，那就是生活。差别只在于，或许你在结婚前学到的，她在结婚后才学到；你在工作中经受的，她在交往中明白了。

恨铁不成钢。那些外来的声音背后多是善意，怎样影响了你，取决于你怎样解读它。这也提醒我们，帮助一个人，不应把自己的观点强加于人，更不在价值上高人一等。

当人生的镜头被不可避免地拉长，带着伤痛往前走，就会发现你永远有选择。

什么年龄做什么事情，话虽这么说，却没有一定之规。

一个人只能体验一种人生，滋味不同，好坏难辨。

那些曾经遇到的人、经历过的事，如果善于学习就会发现，都帮你成就了今天的自己。生活的道路无论过去是怎样的，走过了就值得庆祝——庆祝你已经走到今天，也庆祝能够从中学习。

成长小提示

[1] 幽默是有力量的，萨提亚女士曾经说我们是“宇宙的玩笑”，不要对自己太严肃。我们可以在我们曾经非常严肃认真对待的方面，在我们觉得生死攸关的情境中，看到荒谬可笑或幽默的地方。

[2] 这是一种放下，和“剔除”或“抹去”是有很大区别的，后者是很耗能的，其实是一种对抗。

[3] 这是一种觉察自己的方法，目的在于帮助你从经历中更加理解自己和面对自己，不让过去的情绪掌控现在的日常生活，并为自己的一些成功锚定能量。

[4] 这样的“底线”一旦能够被接纳，内心对未知的恐惧就减少了，反而会生出很多的勇气和力量。

离婚教会你的那些事

像是要翻越一座山，我原来觉得自己是穿着高跟鞋、职业装，现在好像换上了旅游鞋、运动衣。

她坐下之后的第一句话就是："老师，您得帮帮我，我现在除了坚强什么都没有了。"眼泪伴随着第一个字缓缓流出，却没能在最后一个字说完的时候停止。

我第一次在咨询室见到她，是在北京的 3 月份，天气还很冷，她已经穿上了连衣裙，长发是新烫的，眉毛和唇线画得有些重。她眼神暗淡，愁容满面，握握手竟柔若无骨。她个子很高，有点胖，是我一直很欣赏的那种壮实、有力量的类型，可她的能量却分明被什么遮住，被什么消耗掉了。

我慢下来，温和地问她："听起来，你正面临很多的困难？"

她点点头，说："是的，我的女儿 6 岁，是比较严重的脑瘫患者，生活需要照顾；我和爸爸妈妈意见不一致，他们不让我离开家来北京打工；我在半年前和丈夫离婚了，是他背叛我有了外遇；我现在单位工作压力很大……哪一个对我来讲都让我受不了。"

看着她因被团团困住而渴望得到帮助的眼神，我知道需要慢慢来，问她今天最想从哪个方面开始。

她打开话匣子，说这一切都是离婚惹的祸，就从离婚开始吧。

“我是爸爸妈妈的独生女儿，从小他们太宠爱我了，对我管得比较多。我老实、听话、人缘好，学习成绩一般。我和前夫是中学的时候谈的恋爱，他是典型的‘灰太狼’，特别懂女孩子的心思，追我的时候很会哄我开心，我很快就被他打动了。我爸爸妈妈也很喜欢他，所以我们一到结婚年龄就结婚了。他是干部家庭，公公婆婆在当地有很好的工作，家境也比较好，我们的房子也比较大。我生完孩子后，他让我辞去工作专门在家带孩子，后来发现女儿脑瘫，走路、说话都成问题，需要人长期照顾，我也就不再说上班的事情，专门照看女儿，把家里收拾得干干净净。

“尽管女儿有病，但生活有条不紊地往前过。他从来也没有嫌弃过我不挣钱，还说我这样带孩子做饭搞卫生，已经很难得了。我也没看出他嫌弃女儿，他也没提过我们还可以再生一个健康的孩子。

“可他太会伪装了，居然瞒着我在外面和别的女人好上很久了。有一次，我突然接到一个女人的电话，说她太爱他、离不开他，希望我能和他离婚成全他们。我当时一定像一头愤怒的狮子，他竟然敢欺骗我的感情，还装得像个正人君子似的，这太伤害我的尊严了，我恨不得杀死他！

“我开始查他的上网记录，发现这人太坏了，我以前太傻了，以为他天天上网干啥呢。我突然觉得这个人好恶心，即使他愿意，我也不想和他过了。

“我要离婚，我妈不同意，说离婚了一个人带孩子太不容易，何况孩子还有病。可出了这种事，不离婚我心里也难受。我没受过什么委屈，咽不下这口气，想来想去，我决定认真地和他打一场离婚的官司。

“我现在一想起这事还很难过，很后悔当初嫁给他。我这么多年依赖他习惯了，现在一个人出来，遇到困难的时候竟然会特别想念他，过后我就特别恨自己这么没出息。

“这之后，我把房子租出去，女儿由我爸妈带着，我来到北京这家儿童福利机构工作。爸爸妈妈老了，我必须挣钱养我的女儿，为爸妈养老。我来这里半年多了，以前那个生活还算自在、无忧无虑、整天窝在家里的我不见了。我现在拼得很辛苦，有点快支撑不下去了。这一切都是我前夫造成的，我想起来就恨他。”

听着她的讲述，我能体会到她的愤怒和抱怨，也能体会到这些情绪背后，她是个很有主见、很有力量的人。在同理了她的感受，让情绪有一些释放之后，我说：“你很生气、失望，你觉得从头到尾都是前夫的错。因为他一开始就是‘灰太狼’，让你爱上他，这是他的错；结婚后很照顾你，让你依靠他，没有机会学会独立，这是他的错；那时候你不需要挣钱，现在你依靠自己很辛苦，这是他的错。是这样吗？”[1]

“当然是他的错。”她脱口而出，但随即停下来了，“唉！我就是不能接受他欺骗我，这不公平。”

她说，她特别期待那种爱一个人、一辈子式的理想爱情，她对前夫太失望了。

不过，她很快承认，当初结婚，是她愿意的；在家不工作，是她同意的，那时的她感觉是幸福的；后来离婚，是她决心更大；出来挣钱，也是她自己的决定。

慢慢地，她开始愿意承认，他的情感有了变化，她不能接受，但离婚、自立、工作其实是她自己的选择，只是暂时还有很多的不习惯。[2]

我说：“我看到离婚改变了你很多，我们可以回顾一下，改变具体有哪些，是怎么发生的，好吗？”

她说：“我最大的一个改变是，我开始沉着、周密地做事情了。就说离婚打官司这件事吧，我尽管愤怒，但还是很快冷静了下来，我需要理智。我不动声色地咨询了好几个人，找到所有对我有利的证据，还聘请了得力的律师帮我打赢了官司。房子、孩子归我，他要每月给孩子抚养费。通过这件事我发现，逼到一定份儿上我是有能力的。以前只待在家里的时候，以为自己除了做家务什么都不会，这之后我开始对自己有信心了。

“我开始变得独立、勇敢了。我出来工作是被迫的，我必须挣钱养家，必须有一份自己的工作。而且，我突然特别想拥有一份自己的事业。我不顾爸妈的反对来到北京，可能是因为孩子，阴差阳错来到这家儿童福利机构，也是一个特殊儿童的教育机构，我要在这里立足，谋求发展。

“以前日子还算安稳，我什么都不想；现在我变得非常有目标，我一定努力学习和实践。我所在的这家机构有一套针对特殊儿童的系统化教育训练模式，我要努力掌握这套模式，更多地参加与管理、教学相关的培训。需要的话，我准备参加成人高考，我觉得我有能力成为这方面的中高层管理人员。接下来，我希望自己把这套模式推广到我的家乡，解放我的父母，让我的女儿到我所在的机构，更重要的是，让家乡更多有残疾孩子的朋友受益。

“当然，我有很多东西要学，比如处理人际关系、适应社会，比如管理，但我愿意学习，需要什么就学什么。而且我发现，我是个比较聪明的人，出来几个月进步特别大。只是，我确实很焦虑，希望自己能全方位地快速成长起来。”

她一边回忆一边讲述，明显地感觉到她的力量感在增强。我说：“现在，我们在这里停顿一下，请闭上眼睛体会一下你此刻的感受……现在的感觉是怎么样的？”

她说：“离婚后我变得坚强、独立、勇敢、沉着、努力、执着，更负责任、更爱学习、更有目标了。”然后她笑了。

“此刻，再去看看之前你对前夫的怨恨、愤怒，以及被欺骗、受伤害、后悔、恐惧的感受……有什么不同吗？”我和她核对。

泪水缓缓地从眼角流出来，她的脸色明显变得温暖了很多，语气中带着兴奋：“我有点奇怪，那些感觉好像都已经很淡了。我发现自己还是很能干的，接下来的路并不好走，但我会带着信心去迎接每一天，我更喜欢这样的我。”[3]

她和我的咨询前后进行了10次，断断续续持续了3个月的时间，处理了她和父亲、母亲、女儿、同事的关系，情绪管理的问题，她的高期待、职业生涯规划等。她一次次以流泪的形式释放掉负面能量，和人建立情感的联结，了解自己，明确目标，一点点变得温和而有力量。最后她特别感慨，说像是要翻越一座山，她原来觉得自己是穿着高跟鞋，步履维艰，现在好像换上了合身的旅游鞋和运动衣。

为她高兴之余，我在想，她真正的人生导师能不能说是离婚这件事呢？因为今天的她，是她想要的状态，而改变是从离婚开始的。

成长小提示

[1] 这样问，目的是让她觉察自己习惯性地以指责的方式应对，让她也为自己负责。但一定注意语气，是核对、好奇，而不是指责。
[2] 让她体会，她一直把选择的权利掌握在自己手里，只是困难太多了，区分二者是有意义的。
[3] 自己的内心稳定了，力量回来了，对同样的事情，自己的看法和感觉就不一样了。

安心道别

生命犹如一条奔腾不息的河流，最后一程都连接着大海，那不是宣告结束，而是准备好了以另一种形式继续存在。

接纳所爱的亲人去世，安心地和他告别，对任何人来说都不是一件容易的事情，好像对一些人来说尤其困难。

一个老人，今年 70 岁了，18 岁时母亲去世，算来半个世纪过去了。每次提及母亲，特别是每年母亲冥寿的日子，他都很痛苦，有时候甚至会像一个没娘的孩子一样失魂落魄。他会一个人坐在角落里看着母亲的照片，任凭泪水奔流、思绪翻腾。每年他自己的生日也过得纠结，会一直念叨“儿的出生日，娘的受难日”，然后免不了又是一把鼻涕一把泪。

有一年母亲冥寿那天，他写了一篇纪念母亲的文章。他退休前是小学语文老师，爱读书，平时喜欢写点东西。我后来看了那篇文章，写得很长，充满真情实感，但是有些乱，对母亲的留恋、思念、感激、钦佩，与自己的痛苦、内疚、自责、羞愧等杂糅在一起，揭示了他内心那份浓得化不开，也分不出层次的情感。最后只好以省略号结束，实际上也确实没有结束。

借一个比较适当的机会，我邀请他和我聊一聊这件事情，他同意了。

我：这么多年了，您一想起母亲还会流眼泪，还有很多的思念、留恋和不舍，是吗？

他有点不好意思地点点头：是。

我：根据您写的文章，好像您的眼泪里更多的是内疚、自责和后悔？

他：是的。那时姐姐出嫁，家里没人，母亲卧床不起，我放弃了学业回家照顾她。但是，我当时太年轻，除了有一片孝心，什么都不懂。就是渴了给她水喝，饿了学着做饭给她吃，帮她翻翻身，陪她说说话，别的什么都不会。

我：听得出来，作为18岁的年轻人，您非常努力。

他：我当时怎么就不知道研究她那个病呢？！后来，我老伴因心脑血管病倒下了，是遗传性的，家里还有潜在的高血压病人。这种慢性病不能光依靠医生，我需要搞清楚人身体运转和发病的机制，研究药物相生相克的原理，学会急救甚至按摩针灸等，从运动、饮食、监测、用药各个方面保证健康，延长寿命。这不，我老伴、亲戚还有很多人都受益了，可是我的母亲却不在其中，她50多岁就去世了。我为什么不早开始学习、研究？我很后悔，那是我的母亲，我却没能救她……[1]

又是一次伤心的旅程。

我：您这样自责、后悔多久了？

他：一直都有，这些年我越是知道自己有可能延长她的寿命，就越是后悔。知道得越多，帮助的人越多，就越对自己不满意，我有这个能力却没能帮助自己的母亲。

我：您是从什么时候开始具备治病救人的能力的？

他（声音有点小，一定有所觉察吧）：40 多岁时吧？我老伴生病后慢慢开始的。

我：您这样自责、后悔估计还要持续多久？

他叹口气，摇摇头：这一辈子估计都难以摆脱了吧。

会不会是，逝者早已无憾，生者依然有悔？多少人都是如此！

我：这种后悔、自责对您后来的生活有什么帮助吗？[2]

他：我后来特别珍惜家人的身体健康，一边当老师一边研究医学，不仅帮助了家人、亲戚、朋友，还帮助了很多陌生人，这应该算是这种自责和后悔的帮助吧。

我：自责、内疚对您来说是深刻的领悟，是觉察和学习，帮助了您后来更好地生活。可是，听起来却成了“我不够好”，成了对自己的不满和贬低，影响您安心地生活。

他沉思了，没有回答。

我：假设此刻，就是假设，母亲就在面前，您会对她说些什么？

他慢慢地抬起头，看着房顶最靠近窗户的那个角落，眼神有一些迷离，眼泪缓缓流下：妈！我很抱歉，没能帮您挽回生命，哪怕只是让您再多活几天也好，我让您失望了……我这么多年一直很后悔。

我：告诉她，您还会这样一直后悔、自责下去，直到将来有一天，您也要离开人世。

他低下头收回视线，轻轻地说：唉！算了，我妈听了这话会难受的，我还是让她放心吧。

我：那您告诉她吧。

他：妈，我就是太爱您，舍不得您，一直幻想有什么办法可以把您留下来。我后悔、自责了这么多年，我应该放下了……我不过是个平凡的人，没有回天之力，当时又太年轻，什么都不懂。妈，您别怪我，我当时不知道还有更好的做法。不过我后来知道了，把自己和生病的妻子照顾得很好，还帮助了周围很多的人。

我：现在感觉怎么样？

他：好多了。

我：您相信母亲能听到吗？听了这话，她脸上的表情可能是什么样子的？

他用力点点头，笑了：她看上去很慈祥、平静，有微笑，像我小时候一样。她也许会摸摸我的头笑我：“傻孩子，妈从来就不怪你。”她看上去挺欣慰的。

我：您还有什么想跟母亲说的吗？

他：妈，我很想您！很珍惜我们在一起的那些年，您对我的呵护和关爱。这辈子能做您的儿子是我的荣幸，谢谢您！尽管和很多人相比我们在一起的时间太短了，但我却得到了您那么多的爱，我会永远记得。

我：您要怎样记住她，用您的后悔、自责和内疚吗？

他：不了。妈妈善良、细心、勤劳、聪明，也很坚强，这些在我身上也都有，我把这些优良的品质继承下来、发扬下去，已经是对母亲最好的纪念了。我也和她一样多愁善感，这是她不喜欢的。我今后尽量想开一些、轻松一些，让她放心。

我：那就告诉她您今天的决定吧，也告诉她您这些年的收获。[3]

他：妈妈，我决定不再指责自己了……就好像您乘坐的轮船已经离开海岸很久了，我不再站在岸边哭哭啼啼了。您放心走吧，我们家现在都挺好的，我和老伴年纪大了，身体不算好，但日子还能对付。孩子们一个个都长大，各自成家立业了，都很棒，您也会为他们骄傲的。

我：您真的准备好了吗？

他点点头。

我：能不能，请您以自己的方式和她做一个告别？[4]

他长长地叹了一口气：再见吧，妈！我会把您记在心里，您安心走吧，不用再牵挂什么了。

我：请您闭上眼睛，送母亲走，到她要去的地方。

闭眼，沉默，流泪，他的脸上写满了安详，就这样默默良久。

我：您还想说些什么吗？

他：冥冥之中，我好像走在一条平坦、宽阔且向上、向前的大路上，前面有很多人，那是我的祖先，有我的父亲、母亲、祖父、祖母、外祖父、外祖母等。他们走在前面，我跟在他们后面不远的地方，我心里很清楚，我的后面还有我的孩子。我们默默地朝向同一个方向走去，内心安定，没有悲伤。

我想起了一个比喻：生命犹如一条奔腾不息的河流，最后一程都连接着大海，那不是宣告结束，而是准备好了以另一种形式继续存在。

成长小提示

[1] 哀伤处理一个很重要的难关就是后悔、内疚和自责，首先需要觉察、承认、接纳这个部分。

[2] 这是一个重要的转折点，也是促使其接纳后悔、内疚和自责的一个重要方面。

[3] 这样的决定，特别是对逝去的亲人说出这个决定是非常重要的，是对他们的承诺。

[4] 和逝者做一个了结和告别，把有关他的记忆留在心里，放他的灵魂自由。

人生可以和父母不一样

学习父母的优秀品质，并从他们的人生经验里感悟和学习，然后遵从自己的内心做自己，活出生命的精彩。

李老师的追悼会已经过去一个月了，他女儿的悼词中的两句话还在我的耳边回响，就像当天那重度的雾霾，堵得人喘气都有些困难。

一句是她撕心裂肺的话：“爸爸，我不让您走。您走了，我怎么办？”那哭声，分明像一个不知所措的七八岁的小女孩。

我是一个泪点很低的人，这样的场面注定会受不了。但理智告诉我，她的父亲刚刚去世几天，她只是还没能接受这个现实。毕竟她 40 多岁了，随着时间的推移，她的生活会慢慢走上正轨，这个不必担心。[1]

还有一句话是她对父亲的抱歉：“爸爸，对不起，我没能继续走您给我选择的道路，但愿意帮您整理书稿，完成您未竟的事业。爸爸，对不起。”这句话我听起来感觉那么沉重，担心她如果背负这些，前行的脚步不会轻松。

李老师70多岁，是北京某著名院校的知名教授、学者，在他所在的学术领域有很高的知名度。在进医院之前，出版社催得紧，他正忙于整理自己的专著。那几天不凑巧，要办的事情很多，他感到很疲惫，有些吃不消，结果哮喘的老毛病又犯了。因为断断续续几十年都有这个家族遗传的毛病，和往常一样，他并没有太当回事。可是谁都没想到，他进了医院，竟然再也没能活着走出来。

他留下了太多的遗憾，包括那部尚未完成的书稿。

他的女儿爱自己的父亲，想弥补父亲的遗憾，替父亲完成这个心愿，这是可以理解的，也许换作谁都难免这么想。爱一个人，很多时候就是甘愿为他做很多事情，即使他没有要求你这么做，即使那不是你所擅长的。

由于编辑工作的缘故，我约李老师写过文章，对他算得上熟悉，对他女儿的了解却不多。听说她很聪明，当年刚读大学本科的时候和父亲是同一个专业，可能就是她说的李老师为她“选择的道路”吧。但大三那年，她开始迷恋女性服装设计，勉强支撑到本科毕业，工作以后就和自己所学的专业渐行渐远了。

听说，爷儿俩为这件事有过一些争执，李老师热爱自己的专业，女儿又有很好的搞学术的条件，丢了专业实在可惜；更何况，在李老师眼里，什么服装设计，穿衣服嘛，干净、大方、得体足够了，不值得花费宝贵的生命在这些东西上。

当年，年轻气盛的她坚持了自己的选择。不知是因为聪明还是因为热爱，也许是二者都有，她这个自学成才的服装设计师在竞争激烈的市场环境下干得一直还算顺利。听李老师生前说过一次，意思是，尽管仍然觉得她“可惜”“不务正业”，但也默认了她的选择。

如今，父亲突然离世，无疑让这段往事从记忆的深处浮现出来。从她的话中我听到了她对父亲的抱歉，听出了她对自己的指责、后悔和失望。

李老师带着遗憾走了。他已经努力完成了自己的人生使命，祈祷他能够对自己的人生感到满意。他的女儿还有自己的路要走，如果真的是负担，也许还是卸下来的好，为自己而活，活出自己的精彩。那样的话，李老师在天有灵，也一定会为女儿真正地活出自己而感到欣慰吧。

在我们的观念和所受的教育里，在父母健在的时候，我们的所作所为要和父母的职业、形象、特长相吻合；有一天他们离世了，继续他们未竟的事业是对他们最好的报答、最好的纪念。于是，有人把父母的愿望当成自己的愿望，把父母的事业当成自己的事业，把父母的爱好当成自己的爱好，正所谓子承父业。这一切都是出于对父母的爱与忠诚，会成为我们前进的动力，也能让人在人生的早年就明确方向；加上耳濡目染，也许真的能够把情感的联结和事业的继承完美地结合在一起，就像很多的医学世家、音乐世家、书法世家等一样，子女能够把父辈的事业继承下来、发展下去。

但有的也会成为束缚和限制。比如一个朋友，从小一遇到考数学就紧张。他说，他哪一科考不好都没关系，唯独数学不能差了，因为他爸爸妈妈都是中学的数学老师，他不能给爸爸妈妈丢脸。可他的数学成绩偏偏无论如何也算不上出色，这成为他心中始终存在的一个结，他觉得在这方面没能成为父母的骄傲，甚至觉得这是对父母的不孝。

人很奇妙，每个人都独一无二，你成不了别人，别人也成不了你，在这个世界上的任何地方都找不到两个完全一样的人，即使是来自同一个家庭。外表不同，天赋不同，每个人的志趣也不同。

每个人的特质都有充分的理由得到尊重，否则问题会通过不同的方式呈现出来：有人看起来做得很好，突然有一天发现，那不是自己真正想要的；有人做得不好，他就会生活在自责里。当做什么、做得好坏被当作对父母的爱的衡量标准的时候，无论做什么、做得怎样，前进的脚步都不会感觉轻松自如。

这样的选择有时候看起来是父母的需要，他们有很宝贵的财富，愿意向你传授一些经验。孩子选择的其他道路对父母来讲往往是未知的，难免心里不踏实，父母本能地希望孩子更安全。他们有他们的价值观，有他们看重的东西，以为继续他们的职业或爱好应该更容易一些，也更有价值，他们就是很好的例子，何况他们还可以帮助你。[2]

但也许更真实的情况是，不管你做什么，你幸福快乐才是他们真正想看到的。[3] 如果你为此纠结、挣扎、背负太多，那一定不是父母所希望的。

无论父母健在与否，在他们爱和温暖力量的支持下，掌握他们传授的生存和发展技能，挖掘从他们身上遗传下来的先天的资源，继承和发扬他们的精神，学习他们的优秀品质，并从他们的人生经验里感悟和学习，然后遵从自己的内心做自己，活出生命的精彩。如果是这样，无论你所做的和父母希望的有多大的差别，都一定是对自己这个独特生命的最大尊重，是对父母财富最大限度的继承，也是对父母最好的爱的表达。

成长小提示

[1] 但也要引起当事人的重视，让自己有意识地走出哀伤，而不仅仅是把它交给时间。
[2] 这是父母的期待，他们会选择他们熟悉的、更有把握的。根据萨提亚模式的理念，需要他们为自己的期待负责任。
[3] 这就是期待和渴望的区别。表面上你没有满足父母对你做什么的期待，但你的幸福满足了他们爱你的渴望，期待就变得不再重要了。

每一次丧失都是成长的契机

一个打碎的花瓶，如果能把碎片重新组合，就可以看到美丽的马赛克图案。

有一天，在萨提亚模式心理咨询师专业培训的工作坊里，我们学习如何处理丧失。

每个人拿出一张大纸，在中间从左到右画一条长长的线，起点是自己的生日，终点是现在，标出中间点。然后，在相应的年份标出自己认为重要的丧失：亲人、其他重要的人、健康、工作、情感、宠物等。

100 多人的大教室安静下来，每个人的表情都开始变得凝重，有的眉头紧锁，有的闭上眼睛，好像进入了时空隧道，试探着去触碰那些过往的悲伤、痛苦、恐惧或愤怒。

开始有人叹气，颤抖，流泪，抽泣……我不禁感叹：人生的路千万里，谁又比谁更容易？

在“丧失线”的中点，我下意识地画了一个黑洞，鬼使神差地，我写下了四个字：失去自己。这样的评价于我还是第一次，我甚至有点被这样的想法吓住了。

大学毕业后，我回到我家所在县城的一所中学教书，但我想要的未来却不在那里。

我在那里结束了一段伤痕累累的恋情，从他的眼神、语气里，我解读到的是（现在想来，那只是我的解读）：我幼稚、自私、愚蠢、无知……他好像在说："你以为你是金子吗？你只不过是一块百无一用的石头。"关键是，我也几乎相信了这些。

我的生活急剧断裂，我像一只飞鸟，本以为可以鹏程万里，不承想还没起飞就折断了双翅。更可怕的是，我不再认为自己还有飞翔的能力。人生道路上，我像掉进一个深不见底的黑洞，绝望、抱怨、哭泣，不知道怎么办。

记得有一天，我听到内心有一个特别的声音："不知道怎么办就不问怎么办，先活着，再说怎么活。"

这个听上去悲观的声音却带给我一股强大的力量。现在想来，那是对自己和现实的承认、允许和接纳，是一种实际有效的疗伤方式。[1] 正是这样分两步走的声音，帮我度过了那段茫然无措的时期。

时间一天天过去，我慢慢发现，真正把自己丢掉的是我自己，那个所谓的"黑洞"也是自己挖给自己的。我终于一点点清晰：有些事情看起来是被我搞砸了，但那除了代表我还缺乏经验、还没有学会以外，别的什么也代表不了。我隐隐约约找到了自己的力量，找到了自己的价值。我在时间短、工作任务重的情况下，下定决心背水一战，考研离开县城，开启了一段新的人生旅程。

你找到了你，别人才能找到你。

回头再看，我对此充满感激，感激很多的人、很多的事，包括那个令我受伤的人、那段让我伤心的事。这让我更加了解我自己，也更加相信我自己；我还非常感激我自己，那在很大程度上是我的一场自救行动。

后来，我失去了亲爱的奶奶，但我从中学到了对生命的珍惜和爱，对父母、孩子、先生、自己甚至包括所有的生命。我还学会了放手：把爱记在心底，放奶奶的灵魂自由；对我爱的人选择放手，而不是抓住不放。

看了才明白，有一些丧失只关乎事情的合适与否，而与我们的自我价值无关。[2] 就像萨提亚女士说的："放下那些不再适宜的东西，尊重我们所拥有的，增添我们想要而尚未拥有的——这就是生命的过程。"

有一些失去无法挽回，比如友谊，它教会我允许和接纳。我只需为自己的期待负责，别人没有义务满足我的期待。

还有一些失去则是命中注定，比如时间、精力甚至是随着年龄的增长丧失某种能力，这让我懂得人的有限性。

接下来，老师要我们找一个同伴，对其讲述自己最重要的关于"丧失"的五个方面：丧失的意义或价值是什么？丧失带来的影响和改变是什么？是什么阻挡了你从丧失中有所收获？你还在等什么，或者想抓住什么？到现在为止，你是怎样应对和调整的？

一个我不太熟悉的同伴，带着询问和期待的眼神向我发出邀请：我很信任你，欣赏你，我愿意敞开我自己，可不可以陪我一起去看看我疼痛的部分？

我心生感动，决定把内心的顾虑抛在一边，倾听她、陪伴她、支持她，做一个值得信任的人。同时，我也愿意敞开自己，为自己内心的成长而学习，做一个信任他人的人，即使彼此还有点陌生。事实证明，当你信任一个人时，你就会找到一个值得你信任的人。[3]

我们都有内心最痛的伤痕，有的已尘封多年，是曾经打算永不见天日的秘密。我们把恐惧抛在身后，勇敢地揭开神秘而又“丑陋”的面纱，只是中立地去看，直面事情的本来面目，再看它给今天的我们带来的影响，以及我们从中学习到的东西。这时，心中冻结多年的冰块开始融化，被掩盖多年的伤口开始愈合，沉重得不敢触碰的那颗心开始变得轻盈。也许，谁都需要被听到。一件事，只有面对它，才能放下它。[4]

空气中悲伤的味道慢慢地消散，轻松、温暖和力量感丝丝缕缕地弥散开来。

我的同伴抑制不住内心的感动，张开双臂拥抱我，说：“原以为碰上某些事情有可能要死人的，可我碰上了，不但没有死，而且活得更好，你说，这是不是生命的礼物？”

是啊！人的生命力如此顽强，正像尼采说过的：“那些杀不死你的，终将使你更强大。”就像一个打碎的花瓶，如果能把碎片重新组合，就可以看到美丽的马赛克图案。

原来，遇见过的每一个人、每一件事都是来给我们送礼物的，礼物可以是让我们痛、让我们苦、让我们哭的形式；原来，我们可以在爱的背景中面对失去，在快乐中纪念一次次失去。

感恩所有一次次失去的经历，因为经历过，所以懂得；感恩曾经让我们痛苦不堪的人，他们以另一种形式帮我们成长，就像干旱让植物更深地扎根，汲取更甘甜的生命之泉。

再看那条丧失线，我感慨万千，那分明是我的收获图！

成长小提示

[1] 接纳常常是一个转折点，就是停止与现实纠缠和抗争，就可以转身建立一个新的目标，既让自己内心和谐，也让事情向新的方向推进，让改变发生。

[2] 我们常常因为做不好某些事情而放弃，这很可能是因为那些事情不适合我们，而不是我们能力差或不努力。

[3] 信任既能带来力量，又能使关系变得亲密。当然，这也有冒险的成分，需要尝试的勇气。

[4] 不曾认真面对的所谓“过去了”，常常只是头脑里过去了，实际上是暂时掩藏或逃避了，会在某些不经意的时刻被触发。

解读：萨提亚模式如何看待和处理过往伤痛事件的影响

人生是一趟冒险的旅程，有着未知的新奇和欢乐，也有着不期而至的创伤和疼痛。人类的生存本能让我们似乎对经历过的伤痛有着更为深刻的记忆，因为这可以帮助我们更好地生存下来。这样一来，每个人的内心就都有了属于自己的战争、饥荒、丧失、离别和疼痛，都有属于自己的千疮百孔。

那么，从萨提亚模式的视角，我们在成年以后回看这些经历，处理这些经历带给我们的冲击，对于我们更好地活在当下、面向未来，无疑是非常重要的。

一、我们无法改变过去已经发生的事情，但可以改变那些事情对我们造成的冲击

每一件不愉快甚至造成伤痛的事件一旦发生，就会成为不可改变的事实，已经发生的“事实”是最大的，需要承认、接纳甚至臣服。萨提亚模式要解决的就是这样的事实给当事人带来的冲击和影响，这一部分是可以改变的。

过往伤痛给当事人带来的冲击和影响可能会体现在一个人内在冰山的各个层面，比如情绪、感受上的失望、难过、愤怒等，应对层面的指责、讨好、超理智等，观点和信念层面的对自己、对他人、对这个世界的看法和理解的影响，对自己和他人期待的影响，对行为选择的影响；同时常常对自我价值感造

成冲击，一般会降低一个人的自我价值感。比如前文中因为认为自己“丑”而产生的低自我价值感和“我不够好”的观念；“被剩”引起的“三大伤”：心理阴影，对单身生活的彻底否定，自我怀疑、自我贬低和自我否定；离婚带来的强烈情绪和一系列的新行动等。

萨提亚模式运用体验性的方式，协助来访者让这些冲击浮现出来，然后以现在的视角重新去面对并处理这些冲击，让压抑的情绪得以流动，产生新的认知，调整期待，做出新的应对，满足渴望，从而让内在和外在更加和谐。

二、欣赏并接纳过去可以增强我们管理现在的能力

对于过去的伤痛和它带来的影响，要接纳甚至欣赏是困难的，但又是可能的。萨提亚模式用非常人性化的方式帮助我们做到这些。我们可以这样来理解：可以不喜欢，但接纳；接纳，而不去自动化反应；接纳是一种态度，而不是一种行动；接纳是因为我很重要；接纳既不是妥协，也不是放弃。让人伤痛的事情已经发生了，成为无法改变的事实了，就去承认它、接纳它。接纳是停止纠缠，不再与事实对抗，转而开启改变和成长的历程，这样，接纳就成了进入改变的一扇门。

这种接纳也是全方位的，比如，接纳伤痛中的应对。指责、讨好、超理智、打岔，不管是哪一种方式，都可以帮助我们在压力下生存。萨提亚模式理念之一是，人们的应对通常是在其痛苦经验中求生存的方式，而且这一点应该被承认。“防御，包括我们有关阻抗的概念，对于大多数非健康系统中的成

员来说却是一种生存资源。”“人们可以在他们的知觉和理解范围内，做到他们可以做到的最好。”其他的层面也是如此，比如接纳伤痛中的情绪，包括失望、难过、愤怒等，觉察、承认、允许和接纳它们是我们的一部分，我们管理它们，这样，情绪就容易流动起来，流走，释放掉，完成转化。

我们还可以经由接纳移动到欣赏、庆祝。“我欣赏我自己，欣赏生命，欣赏宇宙，欣赏父母。”“我恨他们，但也欣赏他们，他们给了我生命。”接纳一个人甚至不需要爱他、喜欢他。甚至困惑也很值得欣赏：“因为困惑意味着你已经在路上了。”（约翰·贝曼语）还有一个更高的层面就是庆祝，比如庆祝生命、联结等。

三、我们可以选择让过去的经验照亮现在和未来

一方面，曾经的伤痛能让我们发展出更多的资源。就像玛莉亚·葛茉莉说的：“发生在我们身上的一些负面事件就成为我们的资产。”因为我们在这样的经验中学习和成长，每一次受伤都能激发出我们顽强的生命力。哪怕是以一种求生存的方式去应对，比如指责、打岔等，都是在保护我们自己，以免在那样困难的时期受到更多的伤害。即使是这种“自动化的”应对方式，对我们来说也是有意义和价值的。

为了求生存，我们还能发展出我们前所未有的能力和资源，就像前文中的例子一样：“离婚后我变得坚强、独立、勇敢、沉着、努力、执着，更负责任、更爱学习、更有目标了。”“我后来特别珍惜家人的身体健康，一边当老师一边

研究医学，不仅帮助了家人、亲戚、朋友，还帮助了很多陌生人。”

另一方面，我们可以主动选择让过去照亮未来。萨提亚模式的目标之一是成为自己的选择者，这同样适用于处理过往的伤痛。可以说，过往的伤痛怎样影响一个人，常常是一个人选择的结果。你可以选择成为受害者，这个受害者角色有其益处，“包括不负责任的特权”，但会失去力量；相反，放下受害者角色，为自己和自己的选择负责，保留合适的，放下不再合适的，增添我们需要但还没有的，这样我们就可以让过去成为照亮未来的一盏明灯。就像玛莉亚·葛茉莉曾经说过的：“我们可以是过往经验的受害者，也可以选择让过去的经验照亮现在与未来，这是我们的选择。”

四、运用多种方式处理过往伤痛事件带来的冲击和影响

萨提亚模式是通过什么途径，或者说，运用什么技术处理和改变过往伤痛事件带给我们的冲击和影响的呢？主要有以下几种：

1. 家庭重塑

家庭重塑技术是由萨提亚开发的一种用角色扮演的雕塑方式对家庭进行干预、治疗的方法，目的在于帮助人们重新进入原生家庭的历史和心理矩阵中属于自己的位置，以一种崭新的视角重新看待父母和自己，整合后以一种新的观念看待现在和未来。家庭重塑运用原生家庭图、家庭生活编年史、影响轮和角色扮演的方法进行。家庭重塑让我们有机会在人性的层面上

把父母当作价值平等的个体进行交流，用整体的、价值平等的视角来看待他人，同时以一种有关怀性的、有效的方式，帮助人们进行自我更新，从被压抑的童年的生存信念中解放出来，将过去的经历和现在的体验区分开。家庭重塑带来的另一个强烈冲击，就是让我们重新评估积极和消极体验的权重，有机会以一种暴露出信念、忽视、缺乏觉察以及误解的方式看待自己和家庭成员，同时也体验到其他人充满接纳和关怀的真实意图。当看到在与父母的关系中展现出的人类脆弱性时，大部分人都可以发展出更高的自我价值感，改变就会随之发生。

2. 影响轮

影响轮可以展示每个人在人生的童年或成人阶段，在情感和生理等方面得到支持或深受影响的重要的人、事、物，包括家庭成员、老师、朋友等重要的他人，也包括想象中的玩伴、宠物、珍惜的玩具，以及个人的特殊事件和物品等。画影响轮的方法是：首先，把自己画在圈的中央，把曾经影响过你的人、事、物画在外围，并用线条把自己和这些影响因子连接起来，像是装有辐条的车轮。其次，用线条的粗细、曲直和长短代表不同的关系，比如亲密、疏远等，方法与画原生家庭图相同。再次，根据感觉给每个影响因子加上三个形容词，并给每个形容词标出正向、负向的标记。然后，一个很重要的工作是带有体验性地对负向的形容词进行转化，即这个负向的形容词的背后有哪些可能的资源被忽略，明确这些资源并在以后珍视和利用这些资源，比如愤怒背后的力量、勇气等。最后，对所有形容词进行整合，联结资源，体验生命力，做出更多、更好的选择。

3. 生命线

也称生命之旅，画的方法是在一张纸的中间画一条横线，按照年龄分段，然后标注一些发生重要事件的点，可以是正面的重要事件，也可以是负面的有较大影响的事件，并为每个事件写出 3 ~ 6 个形容词。然后在咨询师的引导下针对一些事件谈内在的过程，如：当你谈起这件事的时候心里涌起了什么样的感受？对这件事的发生，你当时的想法是什么？你做了怎样的决定？假如当时可以做到，你期待什么发生？你内心的渴望是什么？你当时是怎样应对的？现在已经成年的你回看这件事，你能接纳当时自己的做法吗？你能接纳你自己吗？现在你会对当时的自己说什么？如果现在碰到这样的事情，你会做出怎样不同的应对？你有什么新的学习和决定？等等。这个过程的目的是通过那些悲惨的经历或看起来很失败的事情，帮助我们更加理解自己、原谅自己、接纳自己，更好地面对自己，不让过去的情绪掌控现在的生活，并为你的一些成功锚定能量，更好地把注意力集中在实现未来的目标上。

4. 哀伤处理

哀伤处理注意以下环节：首先，联结，即建立安全、可信任的关系，提供安全、温暖和宽松的环境；其次，呈现问题，即触碰当事人内心对丧失的真实体验，允许和接纳悲伤情绪的存在，并有机会得以表达和释放，了解由此带来的在现实中面临的困境；再次，正向导向，即表达对逝者的欣赏和感谢，并联结自己的内在资源，提升自我价值感；然后，疗愈，即处理当事人其他的情绪，如对逝者的愤怒、内疚和自责，对生活的恐惧等，接纳、原谅自己，也接纳、原谅逝者，释放掉负面的情绪和压力，让情感获得自由；最后，承诺，即和逝者做一个了结和告别，把有关他的记忆留在心里，放他的灵魂自由，同时给自己赋能，以新的生命状态迈向崭新的未来。

5. 个人丧失历史图

萨提亚模式哀伤处理中一个重要的方式是画丧失历史图。画法是在一张大纸的中间从左到右画一条长长的线，起点是生日，终点是现在，标出中间点。然后，在相应的年份标出自认为生命中重要的丧失：亲人、其他重要的人、朋友、健康、工作、情感、自由、宠物、住所等的丧失。然后体验性地探讨这些丧失的影响：看到这次丧失，你有什么样的感受？有什么样的感觉被压抑了？在这次丧失的过程中，你是如何看待你自己的？这次丧失怎样改变了你的重要关系？也许你没有意识到，你在当时做出了怎样的决定？你现在对自己还有什么期待？你在当时和现在想满足自己怎样的渴望？你如何和生命力联结，活出自我？在这一过程中，体验性至关重要，需要基于探索过程中新的觉察做出新的决定，确保改变发生在现在，并在个人内在系统、关系系统和未来的层面进行锚定。

这些技术可以单独使用，也可以作为其他技术的一部分。比如，影响轮既可以单独使用，又可以作为家庭重塑过程中的一个环节；个人丧失历史图也是如此，既可以单独使用，也可以作为哀伤处理的一部分。

简单归结起来，就是站在今天的位置去觉察、理解和接纳当时所有的内在：应对方式、情绪、观点和决定、期待和渴望等。用今天新的视角发现被忽略的资源，有些是当时就有的，有些是通过这件事发展出来的，就像《离婚教会你的那些事》中的主人公一样。然后放下一些旧有的、已经不再适宜的应对方式、观点、期待或决定，满足自己的渴望，添加一些新的、更加适合自己的应对方式、观点、期待或决定，从而更好地建设未来。

Chapter 4

第四章

为自己负责

角色是件身上衣

角色是件身上衣，穿上不同的衣服，扮演不同的角色，呈现不同的生命状态。

今天是我们萨提亚学习小组活动的日子，下午1:30，我从单位急急忙忙打车赶到，见到她们三个的时候，满脑子都还是编辑工作岗位上的事情：页码需要怎么调整；下周参会的作者还有谁没有确定下来，什么时间再联系；有一篇文章的参考文献感觉引文有问题，需要到学校图书馆核对一下……

按照习惯，我们在活动或做练习的时候，最好穿休闲、舒服一点的衣服，方便我们在开放、轻松的状态下更好地体验，在可能需要演示、角色扮演等时也能方便一些。

再看我：高跟靴子，算不上很职业但还是有点板正、修身的衣服；检视一下我脑子里烦乱的思绪，觉察一下那高速运转着的大脑神经，包括说话时那种随时准备把什么问题解决掉的口气……我突然意识到了什么，笑了，然后夸张地甩了两下袖子，指了指脚上的靴子，做了个鬼脸，又轻拍几下脑袋，为的是提醒自己放松下来，也像是向她们保证：我准备好了，已经在内心换上了休闲的学员装。

一个下午整整 3 个小时的时间，我们 4 个人的状态都很在线：先是分享了近一个月来各自在生活和心理学专业上的收获、存在的困惑；然后，我带着开放、好奇和信任做了一次案主，处理一件很久以前发生的事情对我产生的潜在影响；接下来是督导；最后，我们分别写下本次活动自己的体验和学习到的东西。

当我打开笔记本写下“体验与学习”几个字的时候，眼前出现了好几个画面：今天的匆忙和放松，最近发生在我身上的一些事。我突然有些兴奋，快速写下了下面这些文字：角色是件身上衣。衣橱里可以有很多种类的衣服，比如职业装、运动装、休闲装、睡衣，也许还有偶尔一用的礼服……我们常常穿上不同的衣服，扮演不同的角色，呈现不同的生命状态。但每件衣服都有脱下来的时候，那时的我是“我”，而不是“我扮演的角色”。扮演角色是呈现“自己”的一种方式，我们借助它实现某种功能。[1]

在快节奏的都市里生活，很多人尤其是我们上班族经常存在角色冲突的问题，比如最近，不管是老公、儿子还是我自己，都感觉有点不对劲。

我在大学里做学术期刊的编辑，又因为兴趣和热爱，学习了心理学和心理咨询，在学校的心理咨询中心兼职咨询师，时间不长，每周也就一两个下午的时间，外面的咨询也不敢多安排。其他占用时间多的是在咨询方面的学习和练习：一些专业课要上，一些工作坊要参加，偶尔也做做助教、讲讲课等。

最近不凑巧，似乎很多事情都赶到了一起，有点乱套的感觉。仔细想来，真正的问题是：有些时候，我的心不在自己当时所在的角色里。

比如，前一段时间感觉很忙，本来回到家就有点晚了，我的思维和状态还继续停留在白天的角色里：编辑、咨询师或学员，或者处理一些相关的事情，或者脑子还停留在这些方面。老公和儿子就会或友善或生气地提醒我："嘿嘿嘿！你人在哪儿，心又在哪儿呢？"

角色冲突不可避免，时间上会冲突，更重要的则是心力上的冲突和拉扯。那怎么办呢？

一个是权衡和取舍的问题。人是"有限"的，不能什么都想要；同时也确实有一个进入、退出和更换角色的问题。在这方面，把角色比喻成一件穿在身上的衣服，真是再合适不过了。

穿上一件衣服，我们就进入了一个角色，最大限度地把眼下的这个角色演好，即"入戏"。还以我为例吧。穿上编辑的衣服，面对文字，呈现出我理性、有逻辑、严谨的一面；面对作者时，呈现出热情、真诚、有学术气息的一面。穿上咨询师的衣服，呈现出安定、集中、有爱、支持的状态。穿上学员的衣服，则呈现出好学、勤奋、认真的一面。穿上围裙，更多的是一个厨师的角色，厨房变成我施展才华的舞台，在那里烹炒煎炸，用有营养的食物表达对家人的关爱，也作为对自己的犒劳……

实际上，不同的时期、不同的场合，我们还要扮演更多的角色。比如，在自己的小家庭之外，我还是女儿、儿媳、姐姐、妹妹、姑姑、同学、朋友等。这些“衣服”并不是每天都要穿上，但只要穿上它，就需要好好地展示它。

这中间有一个进入、转换和退出角色的问题，也就是说，既能“入戏”，需要的时候又能很快地“出戏”“转下一出戏”。前段时间我就是没有做好这个环节。所以，我有必要像这次一样，“夸张地甩了两下袖子，指了指脚上的靴子，做了个鬼脸”，那是一个提醒：该脱掉原来的衣服，“旧貌换新颜”了。

记得有一个人，在自家的门上贴了个大大的笑脸，下面附着一句类似这样的话：拍掉身上的尘土，换上放松的心情，把工作的烦恼隔在大门之外吧，门里是我温暖的家！

这是一个整理和调整心情的过程，是一个提醒，也是一个和旧角色告别、进入新角色的小仪式。[2]

衣服不穿的时候需要晾晒、清洗、收藏。某一时段无须扮演或者注定无法扮演的角色，哪怕是暂时的，也要给它好好放个假，休养生息。比如我们上班族，上班时间有意识地把家庭里的父亲、母亲等角色先放一放，效果会不一样。

即使是同一个角色，穿的衣服也需要不断更新。比如，同是妈妈的角色，在孩子不同的年龄、不同的状态下，需要呈现不同的特点。打个比方，很可能在孩子特别小的时候，妈妈需要穿上袋鼠的衣服，做一个袋鼠妈妈，天天把小袋鼠带在身上形影不离；孩子大了点，妈妈可以插上老鹰的翅膀，变成鹰妈妈，带领雏鹰学习飞翔；孩子再大点，长成了一匹不用扬鞭自奋蹄的马儿，妈妈根据情境和需要，可以选择与之并驾齐驱，也可以选择各自奔跑。只需要让长大的马儿知道：无论你在哪里，无论什么情况，我永远爱你、支持你、祝福你！

萨提亚女士说，我们许多人在成年生活中，把角色变成了我们的身份，而不仅仅是通过角色实现某种功能。所以，在这个过程中，始终谨记的重要一点是，那只是衣服，只是角色，不是“我”。脱去角色的衣服，呈现“自己”的状态，与内在的生命力联结，感受“自己”这样一个独特的生命[3]，带着热情，带着能量，充满勃勃的生机。让这样的生命力自然流露，灌注外在的角色，呈现出生命的不同状态，从这个角度讲，“自己”才是真正的活力的源头。

成长小提示

[1] 即既把人和角色区分开，比如即使你偶尔把“角色”演砸了，也并不意味着你这个“人”是糟糕的；又把“自己”的生命力和角色联系在一起，通过角色呈现自己的生命能量。

[2] 这种小仪式主要是帮助自己更加有觉察性、更加有意识地退出一个角色，进入另一个角色。

[3] 这里的“自己”即人的本质、核心、生命力，也就是“我”，“我”不等于“我的角色”，“我”通过角色呈现生命力。

选择而不是牺牲

选择有放弃，牺牲有得到。没有选择的，可以认为是主动放弃。从这个角度讲，我们不必为生活而牺牲。

同一件事情发生在不同的两个人身上，对他们的影响有时会截然不同。

因为孩子，我结识的“孩子妈”中就有这样的两位，她们在孩子不同年龄时做了相同的决定：辞职在家，照顾孩子。但是两个人的心态却大不相同。

蕾从一所著名的音乐学院声乐系研究生毕业，当过老师，儿子 6 岁上小学那年辞职在家。现在她把日子过得精致而又惬意：晨练、看书、弹琴、练瑜伽、做美容，吃穿住行包括卫生，用她自己的话说，在自己的能力范围内绝不迁就。她在朋友圈中也毫不掩饰自己“特别幸福”，不断把她做的美食、拍的美照、写的美文晒出来，惹得我们这些疲于奔命的职场妈妈“羡慕嫉妒恨”。

雯本科毕业，以前在一家不错的公司里做财务工作，女儿 2 岁时，她发愁婆婆带不好孩子，一咬牙辞职回家了。几年过去了，每次说起辞职这事，雯都是愁眉苦脸的样子，一如既往地埋怨公婆带不好孩子，老公不会关心人，自己身体不好，最后悔的是，她辞职后没了自我，有时连孩子都看不起自己……

我常常想不通，年龄、教育背景、家庭经济条件甚至孩子在学校的情况都差不多，为什么辞职带来的影响却如此不同呢？

突然有一天，我有了新发现：做什么事，她们俩使用频率很高的两个词差别很大，蕾经常说“选择”，雯更多说“牺牲”。比如，辞职这件事，对于蕾，是一个经过深思熟虑的选择；对于雯，则是情急之下、迫不得已做出的牺牲。

这种不同其实不仅仅体现在辞职这一件事上，还体现在生活的其他方面。我想，这也许是导致她们心态上出现巨大差异的原因之一。

生活中，蕾很乐于接纳自己的辞职：之前妈妈帮忙带孩子，她也该有自己的生活；老公忙于自己公司的事情，正处在打拼阶段；孩子的生活需要人照料，上学之初需要帮他养成好的习惯。她放弃原来的工作，是为了全力以赴相夫教子：“放弃工作，是想把能力和才干贡献给家庭，我愿意为此而努力，即使辛苦我也愿意，我仍然是很棒的！”[1]

这种主动的选择，也让蕾在生活中有了更多的创造性。就拿做饭来说，孩子正长身体，需要均衡的营养，老公费心劳神，需要补充能量，她又比较在意食品安全状况，所以她用心做个好厨娘：挑选食材、摘洗清理、蒸煮煎炒，关注细节；荤素搭配、粗细搭配、营养搭配，绝不含糊。她做的一日三餐各不相同，每日的早餐花样翻新，甚至自己配置功能不同的养生茶，自己泡红酒，自己制作炒瓜子、牛肉干等零食。

相比之下，雯则被动得多：她在心里对“全职妈妈”是抗拒的，实在是因为公公婆婆带不好孩子，自己没有办法才辞职的。她在内心里认为自己是个“受害者”：“我为了孩子，为了老公，因为公公婆婆，而牺牲了我自己，我觉得很委屈，也很可怜！”

所以当面对责任时，她自然会推卸：“我牺牲了自己的专业，牺牲了大好的前途，凭什么都是我？即使我做得不好，你们也应该理解我呀！”她这样内耗很大，疲于应付生活中的琐事，就算做了很多、做得很好，内心的感受也不好，甚至还会更糟糕，因为那意味着自己牺牲得更多，更不值得！[2]

一个决定，就是一种取舍，即保留一些东西，而舍弃另一些东西。但就像半杯水一样，“选择”会映照出半满而不是半空的部分，内心是“有”的富足和对“好”的憧憬；“牺牲”映照出的则是半空而不是半满的部分，反映出内心抓住不放的是失去的、放弃的、不再拥有的部分，内心是“无”的亏空和“要”的紧张。

选择，由“我”做出，主导权在“我”，看此时此刻什么事物最适合自己。[3]选择有时难免有被迫的成分，有时也需要听从别人的意见，甚至有时你宁愿不做选择，这其实也是一种选择。[4] 可以这样选择，就意味着还可以做出其他的选择。时过境迁，你还可以重新选择，增添那些需要或者想要而又尚未拥有的东西。

选择有放弃，牺牲有得到。没有选择的，可以认为是主动放弃。从这个角度讲，我们不必为生活而牺牲。

所以，过一段时间，盘点一下当下的生活，是我选择了这份工作，这段婚姻，这个孩子；我选择要孝敬父母，善待朋友……我愿意承担由此带来的全部，即使是辛苦的、不容易的。我们的生命状态会因为更加有意识地选择而更多地展现生机和活力。[5]

成长小提示

[1] 萨提亚女士认为，一个人的自我价值感越高，就越容易拥有和保持改变自己行为的勇气。

[2] 正是不断上演这些内心戏，造成巨大的内耗，才使人即使有了充足的时间，也无力达成本来想要的目标。

[3] 萨提亚女士说："成长和创造力来自'适合'，而不是'应该'。"

[4] 我们常常说自己"没有选择"，实际上却一直在选择，"不选择"也是一种选择。

[5] 更加有意识非常重要。萨提亚女士认为，我们创造了我们的世界，问题是这从来都不是有意识的。当我们有意识地进行创造的时候，我们就拥有了可能世界中最好的那个世界。

情绪的潮涨潮落

情绪是人内在感受的外化，改变内在的状态也就自然改变了外在的呈现。

1

总有一些不良的情绪，会在不经意间不请自来。

暑假里的一个还算凉爽的下午，我和往常一样去超市购物，为下周的生活做准备。回家后，我却发现自己莫名其妙地有一种烦躁的感觉，眼看到了该做晚饭的时间，才很不情愿地走进厨房，心里有一些抱怨的声音，说不清是针对谁的：“天天做饭、做饭，有意思吗？费了半天劲，有时候又没什么胃口，纯粹是浪费时间……”

我觉察到了这些，好像胸口有一团说不清形状、灰蒙蒙的东西堵在那里。[1] 我决定把做饭的事先放一放，出去走一走，先理一理思绪，让自己清楚是怎么一回事。[2]

我提醒自己放松一些，然后一边慢慢地在园子里散步，一边自问自答：

“这种烦躁的感觉是什么时候出现的？”

“好像在超市里就有一些了。”

是的，每次进超市买的东西，总是要比事先列好的购物清单上的东西多出很多，而今天却只买了购物清单上罗列的必需的东西。

“我以前总说，那说明自己热爱生活，那么这次呢？厌倦了琐碎的生活吗？起因是什么呢？……难道是因为转了两圈也没找到儿子想要的盒装比萨吗？……好像也不是啊！……出家门的时候还好好的，在超市里就已经有感觉了。这中间发生了什么呢？……噢！想起来了，我路上遇见一个人，还聊了一会儿天……嗯！一定是因为这个。”

这是我慢慢学会的：如果感到混乱又找不出原因，就一点一点把时间往回倒，像回看电影镜头一样，看看混乱是从哪里开始的，找到引发情绪的那个点，然后去看那个点。[3]

在去超市的路上，我遇见了我家邻居，是儿子小学同学的妈妈，她两年前移居美国，在那里照顾两个儿子读中学。而孩子爸爸在国内工作，这次是孩子放暑假一起回来了。

我和她聊起了孩子的情况，特别是她在那里的情况，比如她怎样学习英语，怎样安排日常生活。我听她兴致勃勃地讲了一些重要的事情：她怎样突破自我，多方联系网络游戏项目，让大儿子参加，那是他的特长；怎样费尽周折让二儿子打破惯例，加入有名的乒乓球俱乐部……

我非常欣赏她的勇气和智慧，她对此也欣然接受，说老公和她都重新认识了她自己，两个儿子也开始对她刮目相看。

我带着这样的欣赏和她告别，还说在他们走之前让孩子们再聚一下。

我当时没有觉察，实际上应该是有一些感受的，只是被自己忽略了，那就是比较之下对自己的不满意。心中好像有一个声音：“如果是我可够呛！我没这么勇敢，不像她那么聪明，英语学起来费劲……我可没她有出息。”

于是，烦躁、对自己的不满就来了。

是的，当潜意识里有了这样的比较后，我和自己失联了，眼睛开始只盯着自己没有做到的，不能接纳和认可自己“这样碌碌无为的生活”，于是购物、做饭就成了负担，好像正是这些生活中的琐事，把我淹没在了平庸之中。

说来奇怪，我只是看清了这一点，身体就明显感到轻松了。觉察到“是什么”就是这样重要，看清楚了，问题至少就解决了一半。[4]

我长长地出了一口气。抬眼被路旁一棵开得正盛的紫薇所吸引，粉红的夏花一团团、一簇簇地在枝头绽放，这是一年中紫薇花最迷人的时节。看着它，我不禁想用这株紫薇比喻我的这位邻居妈妈，她经受了出国生活、陪伴两个孩子的挑战，重新认识了自己，开启了生命的精彩篇章。

继续往前走，我看见路的另一边是一棵一人高的冬青树，园艺工人把它修剪成圆球的模样，郁郁葱葱，深绿色的底层上面新长出来一层黄绿色的嫩芽。不知怎么，我突然觉得自己很像这棵冬青树，它不夺人眼球，却也很养眼。

粉红的紫薇，翠绿的冬青，共同装扮着我们这个美丽的园区。

想到这里，我的心情豁然开朗。

把情绪比作潮涨潮落，是承认情绪波动起伏的本质特征。就像有一次在安娜·玛丽·罗老师的工作坊里，一个学员问她："我总是控制不好自己的情绪，动不动就莫名其妙地很生气，或者很低落，怎么办？"

老师在黑板上画了一条起伏不平的波浪线来形容她的情绪状态，她点点头说："是这样，偶尔起伏的幅度可能更大一些。"

老师提高了峰值，又降低了谷点，然后问她："你希望的状态是什么样的？"

见她犹豫着答不出来，老师拿起笔在曲线的正中间画了一条笔直的水平线，然后问："是这样吗？很多人都希望自己心静如水。"

在场的所有人包括那个学员"轰"的一声全笑了，老师也笑了。停顿了片刻，她幽默地说道："这一天一定会来的，你不用急着去追寻它。"

当然，情绪和海潮也有不同，潮涨潮落主要是受月球的引潮力即外力的影响，而情绪是人内在感受的外化，改变内在的状态也就自然改变了外在的呈现。

2

有些情绪有时看起来因他人而起，实际上也未必。

去年“十一”，因为假期的安排问题，我和先生出现了意见上的分歧。在此之前的一段时间里，有人约我，说一起出国玩几天吧？我回来问他的意见，他说时间太紧张了，别去了。后来有朋友说，要不一起去海南吧？这个季节人不太多，也还比较舒服。我回来一说，先生说海南去过几次，这次就不去了。我说要不去大理，我们还没去过呢。先生说日程安排太辛苦，算了吧。

“十一”马上就要到了，闺蜜的老公把安排好的行程发过来，说咱们三家一起去内蒙古自驾游吧，这个路线他们走过，很好。结果先生连看都没看行程，就说不去了。

我问他：“那你说咱们去哪儿？”

只见他蔫头耷拉脑，少气无力地说：“哪儿都不想去。”

我心里的火苗眼看着就要燃烧起来了，心想：“哪儿都不想去？可以呀，可你早说呀！……”

我“噌”地站起来，这些话就在嘴边，想不说出去都难，背后有一箩筐的难听话在等着呢！

可我还是突然意识到了心中的火苗，我知道我需要停下来，脱口而出的话开了个头，硬把后边的咽回去了。我知道自己需要离开这个场景[5]，于是沉默了一会儿，就起身来到了书房，在桌子前坐下来。

我拿出本子，把内心的东西写出来[6]：“我感到生气、失望、挫败、被动。我的想法是，好不容易有一个长一点的假期，你却不好好安排；你不安排也就算了，别人约我们，你还不考虑；哪儿也不想去，你为什么还要让我联系来联系去？你有话就直说呗……”

当我写下“好不容易有一个长一点的假期，你却不好好安排”时，有一个问号从头脑中跑出来：“假期里什么样的安排是好的安排？”

自己也有了答案：“放假了，自由点儿，放松点儿，休息好，不一定要把日程安排得满满的，待在家里也是不错的选择，何必为假期的安排这样焦虑？他想干吗就干吗好了。”

这样一想，顿时感觉气消了一半。

我继续写：“他平时工作太累，身体也不怎么好，似乎没有精力考虑工作以外的事情。让他主动安排假期？以我以往的经验，很难。所以还是接受这一点，降低对人家的期待吧。”

我有一些失落，但的确消了一些气。

“其实，人家每次都有自己的想法，像这次他就想在家，是我老问去哪儿、去哪儿，才一直拖到最后的。以后我还是要先了解他的想法，再去听别人的建议。”

继续消气。

“说起来，这也是个蛮不错的人了，对我谦让、宽容，对孩子、父母有责任心。他不完美，但我也该知足。”

……

再看那份即将爆炸的情绪，发现它消失了！除了多少有一些接受现实的无奈，火气是真的没有了。

我把自己的这段历程跟先生讲了，他看起来有一些感动，我们敞开心扉沟通了一次。果然，他觉得平时工作太累，放假就想在家里睡足觉，到公园散散步，和家人待在一起，吃点好的，就很满意了。

我也很真实地表达了我的想法：平时天天上班、买菜、做饭、陪孩子做作业，一旦能有几天假，就特别想出去透透气。那样的话，就不用再操心家务，也让孩子有那么几天不去想作业之类的事情，放松一下，也多一些体验。

最后，我们在假期的问题上基本达成了一致：有的假期一起出去待上几天，但不把日程安排得太满；有的假期则在家里待着，吃吃喝喝玩玩睡睡，但多一些外出就餐等活动，尽量让我从家务中解放一些。

今年暑假，正值儿子小学已毕业、初中未入学的空档，机会难得，我带着他，朋友也带着她的儿子，我们结伴去了一趟毛里求斯，先生则在家该上班上班。这样各得其所，感觉也很好。

也就是说，如果我们认真看情绪背后的原因，有些听起来理直气壮的观点居然也会站不住脚；有些自以为不能撼动的观点，比如那些“必须”和“应该”一旦松动了，允许“有时可以不”，不仅日子照样过得去，而且还多了很多选择的自由。有些对别人的期待，当发现的确难以满足时，降低或者干脆放弃，反而皆大欢喜。

成长小提示

[1] 觉察到情绪，并把它形象化地描述出来，如形状、颜色、大小甚至温度等，可以增加体验性，促使这样的情绪流动。

[2] 原则是先调整心情，再解决事情。

[3] 这常常需要在已经觉察、承认和接纳情绪，已经基本上平静下来以后再去追寻，为的是更深地探索和了解自己的内在。否则，找出情绪之下的“为什么”是没有多大帮助的。

[4] 清楚了“是什么”，“怎么办”也就差不多清楚了。所以，先不急于去“怎么办”那里。

[5] 很多时候，这样的转身对安静下来是很有必要的。不方便的时候，也可以在内心有一个这样的转身和离开。

[6] 书写是让自己平静下来的很好的途径之一，无论是怎样的书写，都会通向疗愈。

幸福，而不是比别人幸福

别人有别人的幸福，你有你的精彩。此生最重要的任务是让自己活得幸福，而不是比别人幸福。

有时，越是到了和自己关系密切的日子，人就越容易感到烦躁或失落。今年的母亲节我就没能幸免。

这天正好赶上我的生日，“这么巧？这是属于我的日子啊！”我免不了有一点惊喜，忍不住多了一些期待，结果就让我有了这种体验。

事情的经过是这样的。清晨一醒来，先生就很及时地送来了问候：“亲爱的，生日快乐！孩儿他妈母亲节快乐！”儿子起来也过来给了我一个熊抱：“老妈生日快乐！母亲节快乐！我爱你，妈妈！”

我相信，我们一家彼此相爱，他们的世界因为有我而更加幸福，我的世界也因为有他们而更加圆满。

今年春天的天气格外不靠谱，这一天不仅雨哗哗地下个不停，而且已经是 5 月了，又突然格外寒冷起来，已经收拾起来的冲锋衣、薄棉服不得不重新拿出来。先生在家里忙了一天的工作，和同事通过邮件修改第二天一上班就要用到的一个文件；正在读中学的儿子除了中间休息时间下楼，还淋了雨、湿了鞋，也一直忙着自己的学习。

晚上先生冒雨开车，我们一起出去吃了晚饭，父子俩说算是给我过生日加节日。

这就完了？好普通啊！平时周末我们也出去吃饭呀。

我只能说服自己：这样的天气，他俩都这么忙，就这样吧！过日子，哪有那么多的鲜花和掌声？

到了临睡前，在这宝贵的一天即将结束的时候，爷儿俩还在客厅里讨论着一道数学难题，我却一个人躲在书房里发呆，一种莫名的情绪不期而至，让我先是烦躁后是失落。

我敏感地觉察到了自己的情绪，开始自己处理自己的情绪：承认我的烦躁和失落；允许和接纳自己有烦躁和失落；深呼吸，让自己慢慢地恢复平静；欣赏自己能这样安静地陪伴自己。[1]

然后，我去探索这股烦躁和失落的来源是什么。[2]

先生不那么在意我？……不是。儿子不够爱我？……不是。先生不够浪漫？……有一点。

我更喜欢甜言蜜语，喜欢礼物，喜欢出其不意的惊喜；先生更愿意踏踏实实地服务，倾向于用一种解决问题取向的、难能可贵的方式表达情感。

我已经接纳了他的这一点，甚至也能欣赏和感激这一点。

那么还有吗？那份失落和些许的委屈似乎还有别的原因。

回顾这一天的生活，我似乎明白了，是比较！在今天这个特殊的日子里，我的情绪受到了外界的影响。

我只需想一想今天微信朋友圈里的各种“晒”，就明白自己嫉妒的原因了：在外地上大学的侄子，给我的弟妹快递了鲜花和贺卡，希望她在第一个没有儿子陪伴在身边的母亲节多一些开心和快乐。

一个有龙凤胎的妈妈晒了漂亮的图片，儿子买了鲜花，在海外读书的女儿在微信中写了感人肺腑的语句，表达对她的感激、欣赏和祝福。

一个非常要好的朋友，晒出了她的女儿献给母亲节的一篇文章，不仅文采好，而且真实感人。她们之间那种既是母女，又是朋友，还像姐妹一样的情感真让人眼馋。

到了晚上，又有一个朋友晒出家里的两位男士下厨为她好好做饭的图片和文字，先生和儿子一起定菜谱，一起去买食材，一起在厨房忙活，要好好犒劳这位辛苦的母亲。

……

是的，微信里铺天盖地的母亲节的祝福，朋友的各种“晒”，加上商家的推荐，等等，把母亲节的气氛烘托得热火朝天。相比之下，我的这个双重节日过得却没什么新奇。这样不断刺激和比较的结果是，在一天即将结束的时候，我心中那种委屈、心酸、失望的情感终于聚集到了一定的程度。

我甚至都没有感觉到是在比较，但别人的行为却已经实实在在地影响了我的情绪和行为，实际上影响还有更多，比如，我怎么看自己，怎么看关系，等等。

我们一直在各种比较中长大，比较会成为一个人前进的动力，任何一个成年人能走到今天，他的收获中有很大的比例要归功于比较产生的动力。时间久了，比较也就成了一种生存方式，甚至有人怀疑，如果不比较，没有了坐标系，我怎么知道自己够不够好？但比较更多的时候却会带来痛苦，让人在多年的比较中丧失信心。正所谓，山外青山楼外楼，强中更有强中手，比较的结果常常是发现我们都是失败者。

有一个心理咨询师在说到比较时曾经用了一个有趣的比喻：就像书包和椅子，你说哪一个更好？书包有书包的用途，椅子有椅子的作用。[3] 所以，我们每个人都更需要稳定地生活在“自己”这里：别人有别人的幸福，你有你的精彩。此生最重要的任务是让自己活得幸福，而不是比别人幸福。

成长小提示

[1] 处理自己情绪的步骤：觉察、承认、允许和接纳、转化、欣赏。
[2] 探索情绪来源是在情绪平静下来以后更加深入地探索，是对观点、期待、渴望、自己等“冰山”层面的探索。
[3] 看到它们是不同的、有差异的，而不是从好坏优劣的角度去比较。

人比观点更重要

观点再正确，如果它接不到心，连不到爱，我们就可以考虑松动它、放下它，让你和你爱的人比你的观点更重要。

朱莉有一个16岁的女儿，因为女儿总说要当演员、当明星，她一直和女儿争执不断。女儿一天天长大，她的担心、焦虑、生气和失望也一天天增长。

朱莉有很充足的理由反对女儿的明星梦，在一次萨提亚模式工作坊里，她一口气就罗列了以下9条：

1. 当明星需要接受长期的家庭熏陶，需要演艺圈里有人领路，我们家没有；

2. 当演员也需要努力，我觉得她想当演员，实际上是为了逃避学习；

3. 她的想法太幼稚、太不符合实际；

4. 她的口才好，将来更适合做外交官；

5. 演员吃的是青春饭，人需要为自己做长远的考虑；

6. 我不同意她这样做，是为她的前途命运着想，是为她的幸福着想；

7. 当演员也不一定就能幸福快乐；

8. 我认为兴趣没有那么重要，只要好好做，干别的也可以很快乐；

9. 她在唱歌、舞蹈方面有一点小天赋，但要从事这方面的职业，那就差得太远了。

朱莉理直气壮地讲着这些理由，如果给她更多时间，也许她还能讲出更多，她甚至想举一些古今中外名人的例子来证明自己的观点。她一直很坚决，总是苦口婆心地想说服女儿：“好好学习，将来当一个外交官，只有这样，你才会有真正的幸福和快乐。”

问题是，这么多年她们谁也没能说服谁。这两年，女儿上什么样的高中、什么样的大学的问题更加迫切地摆在了母女俩面前，她们之间的关系也因此开始恶化。现在，不管她说什么，女儿就是听不进去，甚至像条件反射一样，只要她一说这些话，女儿要么就离得远远的，要么就跟她大吵大闹，说她僵化、教条、不理解人。

工作坊的带领者是魏老师，她让朱莉找一个学员来扮演自己的女儿，尝试着去体验和展示一下女儿的内心世界。

面对妈妈的指责和一堆不容置疑的大道理，“女儿”很快进入角色，她说：“我很喜欢表演，相信自己的表演天赋和当演员的选择，我愿意为之努力，希望妈妈能允许我尝试。可是，妈妈自始至终就没有过一点松动，为了让我死了这条心，她甚至连学校组建的舞蹈队也不让我参加。

“我感到很失望，压抑了很多年的愤怒和焦虑。妈妈始终都不能理解、认同、支持、信任我。我很痛苦，觉得自己很渺小，有时候甚至会有一种冲动，想远远地离开妈妈，离开这个家，但我又怕他们伤心……”

“女儿”苦恼地蹲在地上，流着眼泪，“控诉”着妈妈。

魏老师问朱莉：“这有可能是女儿真实的内心世界吗？”

犹豫片刻，朱莉不太确定地点点头：“差不多吧？……她生气的时候确实说过类似的话。”[1]

然后，她目不转睛地盯着“女儿”若有所思，长时间只叹气，不说话。

显然，女儿内心世界的这种外在表达深深地触动了朱莉，自己那些纷繁复杂的情绪还没来得及处理，此刻，她又增加了一份很深的自责。她仰起头，双眼微闭，长长地叹了一口气，喃喃地说道：“天哪，我都做了什么，把自己的宝贝女儿害得这样苦？”

她站在原地一动不动，经历着痛苦的内在过程，不时地自言自语：“我的女儿曾经是一个特别阳光、特别可爱的小女孩，可是从初中开始，她好像变了一个人，现在一点都不快乐，我说什么她都烦，什么事都跟我拧着来……”朱莉满眼泪花，无法再说下去了。

“可我实在无法接受她将来当演员，这件事我必须说服她……怎么办？

“要不这样，我就假装同意，让她开心，等她慢慢发现此路根本走不通时再回头按我说的做？……唉！我也不知道这样行不行，再说，这不是走了弯路了吗？”

朱莉在犹豫着，不能确定，也下不了这个决心。

有意思的是，听了妈妈这样的内心独白，“女儿”竟然也有了变化。她缓缓地站起来向朱莉靠近了一些，看“妈妈”的目光也温和了很多。魏老师问她发生了什么，她回答说：“我发现，妈妈因为我的不快乐而有了一点松动。妈妈愿意理解我了，我忽然觉得有一些希望了。重要的是，原来妈妈是爱我的，不是故意和我过不去，她也不想让我痛苦。”[2]

然后，她苦笑着加了一句：“只是，妈妈一直把我当傻瓜，你是不是真的支持，难道我看不出来吗？”

只不过是一句假装支持的话，“女儿”的状态就有了这样的变化，这对朱莉来讲真是个意外的惊喜，显然大大鼓励了她。她意味深长地看了“女儿”好长时间，用下牙齿咬了咬上嘴唇，然后用上牙齿咬了咬下嘴唇，像是下了很大的决心：“好吧，我决定了！支持你，将来成功不成功都没有关系，只要你高兴就行。”

“真的吗？”魏老师走过去和她确认。

朱莉回答：“真的。我也被逼得想明白了，如果她是草莓，即使我再喜欢苹果，她也不会成为苹果，就让她自由地做一棵快乐的草莓吧。”

魏老师点点头，有意挑战她：“那么，你那么多的观点怎么办？你想让女儿当外交官的期待怎么办？还有，这样的话，你会认为自己是个好妈妈吗？”

朱莉好像也顾不得那些了，语气更加果断地说：“所有的这些都已经不重要了，不管是对还是错，我都决定放下了！我女儿能够开心幸福，我才可以说自己是个好妈妈。否则，即使将来女儿如我所愿当上了外交官，如果她还是有那么多的痛苦，还有对我的怨恨，我也不会认为自己是个好妈妈。”

她仰起头，双手举过头顶，缓缓地伸了个懒腰，长长地出了一口气，然后放松了一下身体，晃动了几下脖子，眼里充满了光亮。

我们从小就从父母、老师和身边的人那里接受并内化了很多对人对事的观点和想法，并通过后来的学习和亲身的经历，逐渐形成了一套属于自己的对这个世界的观点、想法和信念，这些观点、想法和信念又反过来进一步塑造了今天的自己。

但是，其中的一些观点、想法和信念会成为限制我们的规条，固守在这样的规条里，我们常常无法触碰，更无法满足心底的渴望。固化的观点还会挡在两个人中间，限制了关系的和谐发展。就像朱莉一样，那么多的观点挡在了自己和女儿中间，限制了女儿的选择，影响了母女的关系，让女儿无法接收到来自妈妈的爱。

相较于一个人的幸福快乐，观点的“对错”的确已经变得不那么重要了。观点再正确，如果它接不到心，连不到爱，就要考虑松动它、放下它，让你爱的人比你的观点更重要，让你这个人比你的观点更重要。[3]

更何况，那些讲也讲不完的、所谓正确的观点和道理，往往是特定的人在特定的时间、特定的情境下形成的，也常常只是“听起来不错”，对于变化了的人、变化了的时间、变化了的情境来说是否仍然合适，本来就需要我们认真考量。

成长小提示

[1] 人心都是相通的，给出特定的情境，扮演者可以体验到女儿的感受，这有助于妈妈更好地理解女儿。

[2] 在这里，女儿联结到了妈妈一系列行为背后的一颗爱心。

[3] 这需要首先把我、孩子和“我的观点”分开，“我的观点”没有我这个人重要，也没有孩子这个人重要。

那些无处安放的期待

期待让人努力，也让人辛苦。有时你被期待所绑架，被捆得紧紧的，甚至感到有些窒息。

在一次萨提亚模式的专业课上，林老师先讲了期待：你对别人的期待，你对自己的期待，你认为别人对你的期待，这些都在潜移默化地影响你。然后，林老师讲解了处理未满足的期待的几种方法。

在体验环节，林老师要求大家花时间，静下心来觉察当下这个时刻自己的内在，尽可能详细地在纸上写下自己的期待清单：你正在经历的对自己的期待，这些期待影响着你的生活，让你感到不堪重负，你希望能做出调整。

我环顾四周，好像每个人的期待清单都是长长的。

林老师要给我们示范如何处理期待，问谁愿意上来。大家纷纷举手，一个叫青平的学员受邀上台。他们先面对面坐下来，林老师问她当下的感受，了解到她的高期待对自己的捆绑，以及她下定决心，想要放下一些期待的愿望，然后一起来到工作坊的中心，开始了下面的过程。

林老师：“你对自己有很多的期待，你愿意做出调整，对吗？”

青平：“是的，我对自己有很多的期待。但是，我既没有办法达到理想的状态，又不愿意放过自己，所以活得太累了，我需要改变。”

林老师：“说说看，第一条是什么？”

青平：“我必须锻炼身体，要很健康，还要很优雅。”

林老师（转向助教）：“麻烦助教从工具箱里找一根布条，在她身上绑一圈，绑得紧一些。”

两个助教很快拿了布条上来，在青平胸部的位置绑了一圈，还在林老师的要求下特意紧了紧。

林老师问：“你平时强迫自己的时候是类似这样的感觉吗？”

青平感觉了一下，然后点点头：“嗯，差不多。”

林老师问：“第二条期待是什么？”

青平说：“我是一个有理想的人，今生必须有大成就，必须要到达一定的位置。”

同样的过程，助教在青平腰部的位置绑上了一根布条，两只胳膊被束缚在内。

林老师问：“第三条期待是什么？”

青平答：“我必须少看电视、少上网、少看朋友圈，多读书、勤写作。”

第三根布条被绑在臀部，青平两只手开始无法动弹。

林老师问青平：“然后呢？”

青平的眼泪流了下来：“我已经感觉很难受了，不敢再说有了……可是我的期待还多着呢！”

林老师让一位学员拿起青平的清单接着刚才的往下念：“（4）在家里一定要做孩子的好妈妈、丈夫的好妻子、父母的好女儿、公婆的好儿媳；（5）我小的时候，姐姐曾为家里做出很多牺牲，我将来一定要弥补她；（6）大侄子满载着我们家族的希望，在面临高考的关键时刻，我一定要帮他设计一条只要努力就前途光明的道路；（7）我上了这么多课，还有被捆绑的感觉，我期待自己成长得更快……”

于是，她的肩膀、大腿、小腿、脚腕……都被一根根不同颜色的布条绑住。她被五花大绑成了一个粽子。

青平有点喘不过气来，眼泪不停地往下流。

林老师问她：“你这样要求自己有多久了？”

青平说：“很多年了，我好像从小就这样要求自己……即使从大学毕业开始算，也已经有15年了。”

林老师邀请她：“那就在这个场地的中间走15圈吧，每一圈代表一年。”

青平很困难地边哭边挪动着脚步，很痛苦地挣扎着……

她还没有走到第15圈，就已经感到难以继续了。她哭着喊了出来：“我走不下去了，否则我要累死了，快给我解开吧！”

林老师的眼神既温和又坚定，说：“解铃还须系铃人，解开就意味着你不再那么期待自己了，你真的允许吗？去问问你的内在，你爱自己吗？还是更爱这些期待？”[1]

“我以为我这是爱自己，现在看来，我这哪里是爱自己，简直就是在虐待自己……”青平想蹲都无法蹲下去，站在那里哭得好伤心。

那一定是治愈的眼泪。

过了差不多两分钟，老师问青平：“如果你真的爱自己，又看到自己被捆绑成这个样子，你会为自己做些什么呢？”

看得出来，青平下了很大的决心，语气中充满了坚定：“我要给自己解开！我要给自己一个允许。”

林老师挑战她：“很好！那么，你愿意从哪一条开始？……你要知道，解开就意味着你要在这一方面放过自己。”

青平想了想，说：“先从第一条开始吧。我不是必须每天都锻炼身体，基本保持健康就行了，累的时候、生病的时候、忙的时候不锻炼也可以。优雅就先别说了，如果把我累死了，哪儿还有优雅可谈，差不多就行了。”她这样说给林老师和我们，更是说给自己。

林老师和她确认：“这样说感觉怎么样？你真的允许自己不每天都锻炼身体吗？”

青平回答说：“我长出了一口气，感觉到轻松一些了。我允许自己，不想和自己那么较劲了。”

林老师意味深长地说：“那你试试看，怎么解开这一根布条。”[2]

我们都为她捏一把汗，那根布条绑在胸部，她手脚都不能动，这可怎么解？

人的生存能力真的很顽强，她犹豫了一下，开始上下左右扭动身体，低下头，张开嘴，用牙齿费了很大的劲，把那根布条的一边挪到了脖子的位置，然后将另一边挪上来。青平完全依靠自己的力量完成了，挂在脖子上的布条对青平来说，已经“像围巾一样温暖而又令人舒服”了。

然后是第二根，青平说：“我尽我的努力就好，成就可以大，也可以小，有些事情我控制不了。至于一定的位置，我指的是行政的位置，其实我更喜欢业务，根据我的志趣和性格，过多的行政事务不是我愿意承担的。今天在这里我做一个新的决定，我不要这样的位置了……即使给我，我也不想要了。”

林老师继续挑战她：“你确定吗？那可是很多人都追逐的位置，或许是更高的平台，一定是很有吸引力的吧？”

青平咬咬牙，决绝地说：“那并不适合我，我不要了。”[3]

林老师说：“如果你觉得自己太受捆绑，就值得为自己冒险。”

第二根布条被彻底解下来，扔到了一边。

然后是第三、四、五根布条被解开。有的被扔到地上；有的只是被松开了一些，还在青平身上。

林老师温和地看着青平，很认真地对她说：“尽管我不知道你做得怎么样，但我觉得你已经足够好了，我能感觉到你的心是足够好的。”[4]

青平听了，突然俯下身子，趴到布条堆上哭了个痛快。

那眼泪在说什么？是对自己的疼惜吗？这么多年，自己承受了那么多辛苦！是因为没能早一点明白这些而后悔或自责吗？还是因放弃、降低期待而觉得遗憾？[5]也许都有吧。

青平花了很长的时间才整理好自己的情绪，她站起来向林老师，也是向自己承诺：“我愿意做一个我能做到的好人，有些事情即使我做不到，也不再贬低自己。”

林老师也缓缓地长出了一口气，邀请她：“现在感觉怎么样？带着给自己的这些允许往前走走看，感觉一下，会不会有什么不同？”

青平甩动双臂、迈开步子快速往前走了几步，很感激地对老师，也对大家说：“谢谢老师，谢谢大家，我现在感觉轻松多了，感觉有力量了！”

期待让人努力，也让人辛苦。有时你被期待所绑架，被捆得紧紧的，甚至感到有些窒息。你这样一路走来，难以挪动脚步，还要继续声音嘶哑地高喊“我要飞得更高”吗？

停下来看看你的心，看看它的焦虑、担忧、挫败、愤怒和痛苦；静下心来听听身体的低语，听听它的努力、辛苦、委屈、疲惫和叹息。

人的时间、金钱、知识、能力、精力、经历……都是有限的。我们据此做出理智的选择，放下一些看起来很美的期待，那是你头顶难以突破的玻璃天花板；降低一些期待，降到你蹦一蹦就够得着的高度；一些期待不再现实，或不再有用，你的心中有了新的期待，你决定祝福它们，送走它们，用新的期待替代它们；还有一些期待，是你心之所向、力之能及的，不用催促，鼓起勇气、整合资源去满足它们。[6]

如此盘点、分类、决定，会让人痛苦，也让人解放；让人接纳有限，也让人看到无限。也许，这就是生活的辩证法。

成长小提示

[1] 期待常常带有光环，十分吸引人，但人才是更重要的。

[2] 这是为自己的期待负责的体现。拥有一个期待是你自己的事；放下这个期待与否以及怎么放下，也是你的选择。

[3] 萨提亚女士说："成长和创造力来自'适合'，而不是'应该'。"

[4] 把一个人和他所做的分开，虽然做得不一定很好，但这个人是好的。

[5] 所有的期待都是为了满足我们的某些渴望，所以放下或者降低期待往往需要处理失望和悲伤。

[6] 这里简要介绍了对待未满足的期待的几种方式，详见本章后的"解读"部分。

放下完美，拥抱真实、完整的自己

接纳脆弱，放下完美，才更有机会拥抱真实、完整的自己。

葳说，她最近在学习心理学的过程中，发现自己一直套着厚厚的外壳生活，似乎从小到大一直没有停止过。具体来说，那所谓的外壳类似下面的这些“必须”“应该”“永远”和“绝对”，是一堆没有弹性、没有选择性的僵化的规条：

我应该和老公相敬如宾；

我决不能和他人吵架，一定要避免冲突；

我永远不应该愤怒，不应该抱怨；

我一定要克制自己的情绪，即使哭也不能大声地哭出来被人听见；

我永远不能给自己真正放假，不能懒散、不能休息，和家人在一起的时候实际上也是在工作，既要帮助他们，也要自我修炼；

我要永远做一个好妻子、好妈妈、好女儿、好儿媳；

我要永远温柔、优雅、得体；

我要做一个完美、全能的女人；

……

葳就是这样要求自己的，也是一直努力这样做的：父母感情不好，她很小的时候就成为爸爸妈妈冲突时的“金牌调解员”；妈妈痛苦的时候无处倾诉，她一直都是妈妈最重要的闺蜜、倾听者和可以依赖的人；她一个身材娇小的女子包揽了所有的家务，甚至还要充当家里的“大力士”，时间久了，连老公都会习以为常地把一些重体力活交给她；她会付出百般的耐心倾听婆婆的“谆谆教诲”，察言观色，身体力行，努力满足家中每个人各种内在、外在的需要；虽然她财务独立，但像参加工作坊这样的事情，当老公问起学费的时候她还是撒了谎，说她是来当义工，不用交学费。她担心如果老公知道自己还需要花钱来上课，会觉得她没有那么好；可是这样说的时候，她又觉得对老公撒谎更不好……

葳觉得这些规条不仅听起来很对，而且做起来效果也很好，确实有很多人都夸葳完美。葳不仅自己完美，还有完美的老公、完美的公公婆婆，他们之间的关系也很完美。葳已经做到了很多人做不到的事情，她也曾相信，如果继续努力，她就可以无限靠近完美的妻子、完美的妈妈、完美的女儿、完美的……

可是，经年累月，葳还是偶尔会觉得有哪些地方不对劲，一些事情也在一次又一次地提醒她这一点。

比如，她会偶尔在某个自己认为好欺负的“倒霉蛋”面前“任性撒野”一番，痛快淋漓之后，又感到非常抱歉，可是过一段时间又继续发作，循环往复……

她会偶尔下意识地做出一些自己都不能认可、不能接纳的举动，比如有时会烟瘾发作，偶尔也会把自己灌醉……事后她知道，那是一种不自觉的发泄，接下来又是深深的自责。

还有更恐怖的是，当一股强烈的愤怒袭来时，她会什么都不管不顾，有一种想撞上什么的疯狂念头，比如在路上开车时出现这样的念头，她必须猛踩刹车才能阻止自己做出疯狂的事情。

因此，她很多时候都会讨厌自己，甚至想把自己消灭掉。[1]

葳觉察到了，这些力求完美的规条太过强大，像一块巨大的黑色幕布将自己的整个身体紧紧裹住，导致她真实的面目没有办法显露出一点点，她在里面感到压抑、无力、无助，几乎无法呼吸。这些规条又太厚，厚得像一层硬硬的外壳，包裹住了自己，让自己成了一个冰冷的机器人。

学习让葳明白，她被这些规条所掌管，主权在它们的手里，她则成了它们的奴仆。为了这些看起来很美的做法和结果，她付出了沉重的代价：她放弃了内心真实的感受，只看到外在呈现的行为；放弃了与人之间的亲密，疏远了彼此的关系；远离了真实的生活，选择了虚假的想象……

是的，这让葳不能做她自己。她外在看上去光鲜，内心感觉却很虚假、挣扎、辛苦、疲惫、绝望。

可是，要破这个壳吗？葳清楚地知道，壳的里面是一颗玻璃心：脆弱、悲伤、孤独、无力……她有连自己都不满意的父母关系，有苦乐参半的成长经历，她内在有一个强大的声音是“我不够好”，甚至是“我很不好”。这样的自己，连自己都不敢看，还要呈现出来让别人看到吗？[2] 特别是，敢让完美的老公和他完美的父母看到自己的这些吗？如果看到了，老公还会爱她吗？公公婆婆会怎么想？会嫌弃她吗？

每个人都有脆弱的一面，但对待脆弱的方式却不同。有一种方式，就好像修筑一堵坚固的城墙，严防死守，把脆弱挡在外面，于是稍有放松，它就会闯进来闹出一些事情。还有一种方式，是打开城门，让脆弱进来，承认并允许它坐在一个角落，需要的时候坐下来陪陪它，耐心地和它谈谈，安慰、鼓励它。于是，很多时候就会相安无事。[3]

后者需要勇气，很大的勇气；开始的时候也需要支持，强有力的支持。值得祝贺，也非常幸运的是，时机到了，葳这二者都有了。

在工作坊里，一场家庭历史的“大戏”正在上演。在老师的指导以及学员们的帮助和陪伴下，葳追根溯源，探索自己的原生家庭，回眸一路走来的伤痛和成长，感受小时候自己的无力、恐惧、愤怒和难过的情绪，看到小时候自己形成的“要完美才有可能被爱”的信念。葳原以为，自己已经成为和父母完全不同的人，其实他们的影响一直如影随形；原来，这么多年，她一直承担着妈妈的“拯救者”的角色，心一直在父母的家而非自己现在的家；原来，她对父母还有那么多未满足的期待……

当葳以一个成年人的视角回看自己时才发现，自己一直聪明、细腻、勇敢、善良、有爱、坚强、能忍耐、有追求……葳体验到了：“我是安全的，是被接纳、被欣赏的。哪怕全世界都不在乎我，还有一个人可以全心全意地爱我，那个人便是——我自己。”[4]

当葳意识到自己拥有很强的能力、很丰富的资源时，她终于找回了属于自己的力量，忽然有了找到自己的全新感觉！她决定用更丰富的观点、更有力量的情感，去接纳就是这样的自己，真真实实的自己，普普通通又独特、珍贵的自己。她决定，不再委屈自己，让自己站起来！她决定冒险，打破厚厚的、重重的外壳，呈现自己自然的面貌。

婴儿是脆弱的，但婴儿拥有强大的生命力；花朵是脆弱的，但花朵美丽又芬芳。脆弱也是人性的一部分，每个人既脆弱又强大，既珍贵又独特。

接纳脆弱，放下完美，才更有机会拥抱真实、完整的自己。

回家以后，葳尝试着把上课缴费的实情跟老公坦白了，老公一点没有表现出惊讶，像是早就知道她的谎言而没有拆穿她，还安慰她说：“没关系，我们‘十一’买家电打折省了差不多这么多钱，你就当作全价买的就好了。”

当愤怒再一次袭来时，葳不再逃避，她承认并接纳了。她甚至发现吵架也有益处：“它是爱的呐喊，是力量，它教会我共情，甚至教会我在幼年时就具有观察、思考和解决实际问题的能力，帮助我不断地实现自我突破。”

视角变了，世界也就变了。

成长小提示

[1] 以上这些看起来有偏差的行为都是很好的提醒，提醒她内在有很多的情绪需要处理，为压抑的情绪找出口。

[2] 这种外壳就是一种自我防御，既是一种保护，同时又是一种束缚和限制。

[3] 耐心陪伴情绪、陪伴自己的过程：觉察、承认、允许和接纳、转化情绪，陪伴、安慰、鼓励脆弱的自己。

[4] 萨提亚模式强调自己满足自己的渴望，别人满足你的渴望是锦上添花，自己满足自己的渴望是自给自足。

解读：萨提亚模式如何看待“为自己负责”

负责，即担负责任，尽到应尽的责任，认真踏实，等等。在萨提亚模式里，“负责”是个人成长非常重要的方面，萨提亚模式的四大总目标之一就是协助案主更加负责。而且，在萨提亚模式里，“负责是一个很大的词”（约翰·贝曼语），是为自己的各个层面负责。

从萨提亚冰山隐喻的视角解读为自己负责，就是将担负责任赋予整个冰山，为冰山的各个层面负责。具体来讲：

一、为自己的言行负责

我们每个人首先被人看到的是冰山在水平面之上的部分，即“行为”和“故事”；首先被听到的是我们的言语。为自己负责，首先就要为我们的言行担负责任，比如在角色的层面做到自己该做的，说自己该说的，就像《选择而不是牺牲》里，蕾尽心尽力做好全职妈妈，就是为自己的选择负责，为自己的行为负责。当然，我们也要为自己的言行承担后果和影响等。

二、为自己的情绪和感受负责

情绪是内在感受的外化，它如潮涨潮落一般起伏波动，生活在现实世界中不可能没有情绪。萨提亚女士将感受和情绪也视为负责的一部分。

为感受和情绪负责，首先要认识到，情绪和感受属于我们自己，需要我们自己掌管。比如，不管你因为什么生气了，那只代表“你”生气了，而不是有谁“让你”生气了；可能是因为你的解读，可能是因为你的比较，也可能是因为你的期待，总之，都是和“你”更直接相关的，是“你”该负责的。就像《情绪的潮涨潮落》一文中，当我发现自己烦躁不安的时候，当心中的火苗就要燃起的时候，我知道，是我自己有情绪了，我需要为此做些什么，比如提醒自己放松，然后下楼慢慢地在园子里散步，或者起身来到书房，在桌子前坐下来。

为感受和情绪负责，还需要学会觉察、陪伴和化解自己的情绪，也就是萨提亚女士说的管理自己的感受和情绪，成为情绪的主人。这包括情绪之下的觉察、承认、允许和接纳、转化、欣赏等，关于具体的步骤和方法，我在《你把什么带入了亲密关系：运用萨提亚模式探索内在冰山》一书中有比较详细的介绍，可以参考。

概括起来，这包含三个步骤。一是让自己在身体、生理的层面平静下来。比如，让自己放松身体、留意呼吸，或静观情绪，或进行运动等，让情绪通过这样的方式得到有效释放和缓解。二是在此基础上进行对内在更深入的探索，探索情绪的来源，探索情绪的信笺里说了些什么。比如，在《情绪的潮涨潮落》中，我发现这些情绪来自与人比较，对自己有高期待，对假期“好好休息”的解读与先生不一致，对先生的期待，等等。三是探索之后对症下药，比如，放下比较，放下或降低对人、对己的期待，调整甚至改变自己的观点，满足自己“被认可”“有价值”“被爱”的渴望，等等。这样，我们就会通过管理情绪的过程来疗愈自己，让自己不断地成长和成熟。

三、为观点负责

观点、想法和信念作为内在的认知因素，可以帮助我们更加顺利地走好每一步，但有时候也会限制一个人、影响一段关系。就如《人比观点更重要》里，一些强大的观点挡在了朱莉和女儿之间；《放下完美，拥抱真实、完整的自己》中，葳的那些“力求完美的规条太过强大，像一块巨大的黑色幕布将自己的整个身体紧紧裹住，导致她真实的面目没有办法显露出一点点……”。

为观点负责，首先是把人和观点区分开。这是我，那是我的观点，即使我的观点有错误，也不代表我这个人是错的，我这个人比我的观点更重要；对面的这个人，他的感受、他的内在需求、他的人生，比我的观点、他的观点更重要。就像《人比观点更重要》里，朱莉有很多观点，也不能说是错误的，但相比之下，孩子这个人、孩子的体验才是最重要的：“我感到很失望，压抑了很多年的愤怒和焦虑……我很痛苦，觉得自己很渺小……”

为观点负责，而且要根据成长和需要检视、调整和改变固有的观点。我们大多数人在原生家庭和成长的过程中都会自觉或不自觉地学习并形成自己的观点：我们需要坚持什么，应该表现出怎样的行为，等等，比如葳的“要完美才有可能被爱”等。

我们学习而来的观点，它们的真实性很大程度上并没有经过我们有意识地检视，比如我们任意选择朱莉的两个观点：“1. 当明星需要接受长期的家庭熏陶，需要演艺圈里有人领路，我们家没有；……4. 她的口才好，将来更适合做外交官……”这是真的吗？家里没有演艺圈的人引领就不可以当明星，口才好就更适合做外交官，这百分之百是真的吗？一旦这样检视就会发现，我们曾认为“千真万确”的观点也常常是值得怀疑的，所以我们可以在需要的时候调整和改变观点。

为观点负责，还包括从不同的角度解读同一件事情。我们的情绪和体验常常不是来源于事情本身，而是来源于我们对事情的解读。比如《情绪的潮涨潮落》里，对于“假期里什么样的安排是好的安排”，当我觉察到这只是我和先生的解读不同、视角不同，没有什么好坏之分时，问题就变得简单多了。

需要特别强调的是，信念是比较确定的想法、看法，包括关于自己的，如“我不够好”；关于别人的，如“每个人都是潜在的竞争对手”；关于世界的，如“这个世界不安全”。把这些信念和人区分开，调整和改变一些不良信念，这样做比较困难，因此对一个人的影响也更加深远。

四、为自己的期待负责

在萨提亚模式里，期待包括：我对自己的期待，我对别人的期待，我认为别人对我的期待。《那些无处安放的期待》和《放下完美，拥抱真实、完整的自己》里，主要谈到了自己对自己的各种高期待；《人比观点更重要》里则有很多妈妈对女儿的期待。

对于期待，萨提亚模式认为，我的期待是我的，我需要为自己的期待负责；别人，哪怕是最亲密的那个人，也没有义务满足我的期待，他可以有自己的期待。

萨提亚模式关于未满足的期待的处理方式主要有以下五种：

一是整合资源，满足期待。如果自己有一些对自己的期待，那就相信自己，调整自己的观念，更加努力地落实行动，直到期待被满足。就像《选择而不是牺牲》里的蕾，她放弃原来的工作，期待自己全力以赴相夫教子，把能力和才干贡献给家庭。她愿意为此而努力，即使感到辛苦也愿意。有一些对别人的期待，也可以通过更好地沟通直接表达，让对方更加了解这个期待对你的意义和重要性，从而更重视、更愿意满足你的期待。

二是寻找并满足可以替代的期待。对于一些很难满足的期待，可以觉察这些期待，看看是否可以找到并实践新的、更恰当的期待或目标来替代。在《情绪的潮涨潮落》里，我后来带儿子旅游，先生正常上班，也可以说是一种替代性满足。

三是抱有期待，探索代价。如果不愿意放下期待，一时也找不出满足期待的其他方法，可以尊重现在的选择，探索并明晰为此需要付出的代价。

四是放下或降低期待。即放下或降低某些不合理、不切实际的期待。我们总是有一些不合理、不可能满足、不切实际的期待，需要考虑放下或降低。比如青平的“必须要到达一定的位置”的期待，她决定“不要这样的位置了……即使给我，我也不想要了”，这是放下；对于其他更多的期待，她的选择则是降低。

当然，放下或降低期待都会不可避免地引发一些失落和无奈，因为这很可能意味着，期待了很久的东西再也没有了得到的可能，起码不能以满足期待的方式得到。尽管不喜欢放下或降低期待，但接纳并承担这种承认现实的痛苦，反而会增加一个人的力量和勇气。

五是进入渴望层面，通过满足渴望而放下期待。期待是为了满足渴望：被爱、被尊重、被认可、被理解等。如果能够进入渴望层面，体验并确信自己的渴望已经被满足，那么对人对己的期待满足与否就变得不再是问题了。就像《放下完美，拥抱真实、完整的自己》中，当葳体验到“我是安全的，是被接纳、被欣赏的。哪怕全世界都不在乎我，还有一个人可以全心全意地爱我，那个人便是——我自己”时，她才会放下对自己的完美期待。在《情绪的潮涨潮落》中，当我觉察到“说起来，这也是个蛮不错的人了，对我谦让、宽容，对孩子、父母有责任心……”时，我会释然：“他不完美，但我也该知足。”

五、满足自己的渴望

在萨提亚模式里，渴望指每个人对于被接纳、被认可、被肯定、被欣赏、被赞美、被爱、被重视、安全、自由等的需求。这些渴望是人类共有的，也是人与人之间能够真正理解、深深联结的最重要的原因。

人们满足渴望的途径可以简单分为外求和内求两种：外求即别人满足自己的需求，如来自父母的爱、朋友的认可和支持等；内求即自己满足自己的渴望，如接纳、认可、欣赏和爱自己、看重自己等。

在萨提亚模式里，为自己负责，更重要的是让自己成为能够满足自己渴望的那个人。

六、有意识地联结生命力

萨提亚模式的治疗信念之一是：我们都是同一生命力的证明，通过这股生命力相联结；我们拥有所需的一切内在资源，以便成功地应对和成长。生命力，在冰山隐喻中即底层的“自己：我是”，是人的本质和核心。

为自己负责，需要我们有意识地体验、联结自己的生命力，比如冥想，接触自己的能量和内在资源，也觉察每一个当下的状态；与大自然联结，感受天、地、人等宇宙万物联结成一个整体；欣赏或创造艺术，如音乐、舞蹈、绘画等；和亲密、相爱的人在一起分享快乐和幸福，增强与自己、与别人的和谐关系。

有意识地体验蓬勃的生命力，哪怕是在脆弱的外表下也是如此，正如：“婴儿是脆弱的，但婴儿拥有强大的生命力；花朵是脆弱的，但花朵美丽又芬芳。”

Chapter 5

第五章

建立和谐润泽的关系

先让自己发光

先爱自己，让自己发光，只有如此，你才有可能得到真爱。

2015 年初，在北京举办的一个萨提亚模式个人成长工作坊里，95 岁的玛莉亚·葛茉莉老师对一位渴望亲密关系的女士这样说：“先爱自己，让自己发光，只有如此，你才有可能得到真爱。”（Love yourself first, otherwise, you will not get real love because you do not shine.）

1

我不由想起约翰·贝曼博士在课堂上的一个演示：他让一位女学员自怨自艾、悲苦地蹲在地上，双手交叉抱住自己的两个膝盖，把头深深地埋在两腿之间的缝隙里。几个角色扮演的学员面对这样的她，呈现出不同的应对方式：有的指责，有的讨好，有的很理智，有的逃避打岔，也有的能够做到和谐一致。在随后的几分钟里，那位女学员的能量状态肉眼可见地越来越差，她后来甚至无力蹲着，只能瘫坐在地上。其他角色扮演的人根据自己的感觉变换着应对姿态，比如，一个先是讨好的人开始指责，一个超理智的人开始打岔……

几分钟后，贝曼博士温和地对那位女学员说："现在，请调整自己，尝试换一种新的状态，让自己绽放。"

那位女学员慢慢地从地上站起来，看得出来，她在努力调整自己的状态：她微微地仰起头，把双臂有意识却略带勉强地伸向空中，脸上慢慢地露出了微笑。接着，她的目光变得温和，轻轻地向我们坐着的人招手示意，身体也好像变得轻盈起来。只见她开始不自觉地原地转动，双臂左右摇摆，双手一开一合……她把散乱的长发用手从双耳处向后整理了一下，很自然地甩在身后，让长发像黑色的瀑布一样飞流而下……

那一刻，我为这个鲜活的生命散发出的生机和活力感动不已，依稀看见一朵鲜花正在一瓣一瓣次第开放，那样芬芳扑鼻，那样五彩斑斓。那些角色扮演的人想必是和我一样深受感染和吸引吧，有的人放下了指责的手指，讨好的人从地上站了起来，逃避的人也自动转过身来面向她……一个个变得轻松、自然、温和而友好。他们自动地拉起手来，以那个女学员为圆心组成一个圆圈，和她一起轻柔地转动起来。如果此刻有快乐的音乐响起，她们一定会不由自主地跳起舞来。[1]

我体验到了神奇！在短短几分钟的时间里，这种鲜明的对比就这样真实地发生了，而在整个系统的改变中，最重要的转折是那位女学员的改变，她根据老师的指引决定绽放自己。[2]

这真的应验了萨提亚女士的一段话："当我们的身、心、脑和谐一致时，就会传送出正向的能量，而这一正向的能量会吸引其他正向的能量，并缓冲周围那些愤怒和负向的能量。从这个意义上说，我们可以通过自身和谐的能量来施加对事情的影响。"

2

由此，我想起生活中我们重视的关系，比如和父母、配偶、孩子的关系等。我们在关系中生活，稳定和谐的关系成为滋养我们心田的丰厚养料，赋予我们辛勤耕耘的力量和勇气。但也正是这些关系，有时会让人日子过得艰难甚至凄苦。一种痛苦是，你的情况在我看来不太好，所以我想让你改变，只有你变得更好了，我的日子才会好过一些。

有一个妈妈和她 15 岁的儿子就是这样。除了工作，妈妈投注所有的心力在儿子和老公身上，没有自己的朋友、娱乐、兴趣和爱好。可是，老公工作繁忙，她觉得和他心理距离很远；儿子在学校和老师相处有困难，学习也有难度，回来稍微和她说点什么，她就会担心得不行，追问个不停，让儿子感到心烦。后来儿子干脆什么都不说，她就更加抓狂。妈妈很受挫败，深感焦虑和痛苦，觉得活着毫无意义。

儿子感觉受到了太多的控制和束缚，和妈妈在一起，就像是手脚被捆绑住一样压力山大，特别想逃脱。他希望妈妈放松一些，做自己喜欢的事情，照顾好自己，对他和爸爸多一些信任。他说了一句特别耐人寻味的话：“妈妈觉得只要我们快乐了，她才会快乐。但是她不明白，当她快乐了，我们才会快乐。”

也许我们真的该好好思考一下，谁是谁的快乐，谁又是谁的幸福?

我们真诚地希望我们爱着、关心着的人能够幸福和快乐，但这在很多时候也会让他们走得更远。如果他们不能幸福、快乐，我们就会感觉自己不够好、很失败，这种挫败感常常成为改变他们的动力。试图改变他们的结果往往是，人没变，关系却变得紧张起来。[3]

还有一种痛苦是，他没有像我期待的那样对我好，婚姻往往是典型的例子。我们带着对对方的高期待进入婚姻，有时时间久了，对方沉浸在自己的事业中，不能陪我们旅游，不能分担家务，重要的节日没有任何表示……我们会怀疑：对方是不是足够爱我，是不是真的爱我？我们越是这样担心、怀疑，越会觉得幸福的婚姻遥不可及。

当我们共同在一个困境中拼命挣扎时，我们常常希望让一些人先挣脱，却忘记了，最重要的是先把自己解放出来。就像课堂上参与演示的女学员，自己先绽放；就像前面提到的 15 岁孩子的妈妈，自己先快乐起来，为自己的生活负起责任，让自己的生命焕发精彩。孩子也许还会痛苦，还有挣扎，但他不会再因妈妈而痛苦。就像爱默生所说，一个人对这个世界最大的贡献，就是让自己幸福起来。

就像身处一片黑暗中，与其等待和盼望他人，不如找到自己生命的蜡烛，把自己的蜡烛点亮，这样既点亮了自己，也照亮了别人。我们每个人的手中都有这样的蜡烛，那是我们生而为人与生俱来就有的生命能量。也许我们将它遗忘了太长的时间，但值得庆幸的是，只要愿意，我们仍然可以找回它。

成长小提示

[1] 这是生命影响生命的典型例子，不管是恶性循环还是良性循环都会这样形成。

[2] 这里老师的指引很重要，生活中则需要我们做出为自己的幸福负起责任、绽放生命的决定，增加这样的意识。

[3] 这样的过程常常是出于爱而对对方抱有高期待，引发对方防御的心态，造成关系紧张。我们需要区分爱与高期待的不同。

关系中的因与果

每个人都是因，每个人又都是果。打破恶性循环，任何人、任何环节都可以成为一个起点。

1

璐与老公的矛盾已经累积很久了，老公在外租房子住也已经有三个多月的时间了。虽然最近老公还没搬回来，但两人的关系正在向好的方向发展。璐说这起源于一次和朋友的谈话，她从中受到了很多的启发。

那天，璐和朋友说起她和老公的矛盾，她还是一如既往地抱怨老公不关心她，对女儿不够用心，两人无法沟通，等等。朋友打断她，问："如果他关心你，对女儿用心，可以沟通，你会怎么样？"她想了想，说："我会感觉他爱我，会很开心、幸福，我就会态度很好。"朋友问："如果你感到开心、幸福，态度很好，他会怎么样？"璐说："也许，他会觉得有能力满足我和女儿的需求，在婚姻上会更自信，会愿意付出更多。"朋友接着问："如果他在婚姻上更自信，付出更多，你会怎么样？"璐带着很向往的样子，说："那样的话，我就会感到更踏实，也会更多地关心他、关心女儿。也许这就是我想要的幸福吧。”

璐说，这段对话让她的内心受到很大的冲击。她想起了小时候和妹妹吵架后向妈妈告状，每次她俩都说：“是她先惹我的，是她先打我的。”她心里想，你对我不好，就别怪我对你不客气。妈妈每次被吵得晕头转向，理不出头绪时就会说：“管他谁先呢，你是姐姐，你先停下来，看看会怎样？”她感到过委屈，但事情就这样平息了，看起来也没什么大不了。现在则更进一步，她想让老公对她好，那么就权当老公已经对她好了一样去对待他。

这样的选择让她开启了一段新的历程，璐决定把它付诸实践，心想：“暂且当一回老公的姐姐，看看会怎么样。”[1]

一个周末的晚上，璐加了一天的班，回到家里感觉特别累，直接倒头就睡。老公来电话，说他带女儿在附近吃饭，问她晚上怎么吃，要不要一起。如果在平时，璐会想，反正你也不关心我，你管我怎么吃呢！可这一次，她试着问自己：“如果他是真的关心我，我会怎么回答？”她很想撒撒娇、诉诉苦，让他带一份饭给她。但她毕竟已经很长时间没有和他好好说话了，突然间那样做，两个人都会觉得别扭，所以她只是简单而平静地说：“我今天有点累，不太想动。”老公也很谨慎，问她：“要不，我开车去接你吧？”若是以往，她一定会说：“虚情假意，真想接我的话，直接把车开到楼下就是了！”但这次她愿意相信他是真心的，就回他说：

“周末你带孩子一天也挺辛苦的，没事，路不算远，我还是自己过去吧。”有点奇怪的是，说完这句话，她心里竟然真的体会到了一份对老公的感激，甚至还对他说了声谢谢。这在以前是不可能发生的，她一直都觉得，他是爸爸，妈妈加班，爸爸带女儿是理所应当的。

就这样，当她到的时候，老公已经点了她最爱吃的菜。一家人安心、默默地吃完饭出来，璐心情好转，兴致勃勃地走进旁边一家服装店，挑了几件裙子一件一件地试穿。她问女儿：“这件好看吗？这件好看还是那件好看？”老公拉过女儿对她说：“去告诉妈妈，那件白色带花的最好看。”他掏出钱包为她付款，两人实行 AA 制很久了，但这次她接受了，心里还有些坦然。

从此以后，璐说话做事尽量假设老公的出发点是好的，是爱她、关心她、关心女儿的，她自己的感觉就会比较好，态度也好了很多。这样做的结果很奇妙，老公的回应往往令她满意。璐心里的抱怨和指责在一点点减少。

朋友说的那句“如果他……你会怎么样”像是给了她一个又一个台阶，也给了老公一个梯子。她每下一个台阶，他就会往上爬一格梯子，尽管他们还没敢拉手，但已经可以在差不多的高度对话了。

春风吹来，万物吐绿，河面的坚冰你看不见它融化，但它的确一点点在变薄。眼前也许还是冰块，但心中已见春水奔流。

2

一对夫妇因为上初中的儿子弃学在家上网打游戏而焦虑不已。在他们叙述的过程中，我看到了妈妈强烈指责的手指，爸爸滔滔不绝的大道理。于是，我建议放慢节奏，让他们慢下来，让爸爸扮演儿子的角色，体会他在弃学之前的那段日子里可能有的内心经历。他到底为什么不去上学呢？

“儿子”很快变得沉重起来，断断续续地说出下面的一些话：“我太笨了，学不会，感觉特丢人。”“每次考试之前就做噩梦，考的分数还真的就像噩梦一样。”“语文老师恨铁不成钢，天天树榜样，树得我信心全无；数学老师批评我上课不认真听讲，我是跟不上好不好？”“同学看不起我，总把我列入熊孩子的行列。”“回家爸爸要么讲一通他光辉的历史，要么是一串一串的名人名言，真不知道这和我有什么关系；妈妈唠唠叨叨，起床啊，吃饭啊，锻炼啊，写作业啊，反正横竖就是我不对。”

然后，“儿子”无力地蹲在地上，把头埋起来，垂头丧气地说：“我怎么就成了这样的熊孩子，在学校难受，在家里也难受，真的很没劲，活着就是没劲！”[2]

这刺痛了他们作为父母的心，他们当场抱头痛哭。

他们认真地检讨了自己，决定接受这个既不像妈妈那样聪明，也不像爸爸一样用功的孩子；接受曾经的两个学霸真的就生养了学习有一些困难的儿子（还好，他们拒绝用“学渣”一词）；接受儿子将来不管是否成功，只要在家里是一个健康、快乐、有爱的儿子，他们就已经很满足了。

爸爸找时间和儿子长谈了一次，向儿子道了歉：“对不起，儿子，其实你已经做出了很多的努力，我却一直高高在上，只向你要成绩，看不到你的困难，不能理解你，没给你具体的帮助和支持。作为一个爸爸，我做得不好，还有很多功课要学。”

妈妈也流着眼泪跟儿子说：“我们本来应该好好爱你，没想到天天只会要求你，弄得现在跟仇人一样。我以前不够理解你，希望你能原谅妈妈。”

最后夫妻俩达成一致，跟儿子说：“你如果实在学不下去，就先在家里待一段时间，以后有什么想法，有什么感兴趣的，想学点什么，爸爸妈妈都会尽力支持你。身体健康很重要，你上网需要缩短时间，每天至少要保证 6 小时睡眠。”当时，儿子什么也没有说。

两个星期过去了。有一天早饭时，儿子试探着对他们说：“要不，我回学校再尝试一段时间？我不确信我可以跟上，但以前我确实并没有真的如我说的那样尽力，我相信我还是有一些潜力的。”

爸爸不敢相信，眼泪夺眶而出。他打电话向我道谢，说他只是还不明白，以前在前面被强拉硬拽、在后面被小鞭子抽着，儿子都不肯进学校，现在怎么就自己愿意尝试了？他做咨询的时候只是感觉到了儿子的难过、无力、挫败和沮丧，这么说来，自己态度不好也是儿子不上学的原因之一，儿子无处可躲，只好上网逃避现实吗？

人和人在一起，有时候你说的一句话、做的一件事触动了我，我根据自己的解读说出我的话、做出我的事，反过来又继续影响你，你做出反应接着刺激我……互动就是这样一串串的连锁反应，可能是一种良性的循环，也可能相反。时间长了，你说不清哪里是因，哪里是果，或者谁是因谁是果。也许，每个人都是因，每个人又都是果。

打破恶性循环，任何人、任何环节都可以成为一个起点。就像前面的例子，你先关心我，我才会关心你；你先好好学习，我才会支持你。你这样不关心我，还想让我对你好？你都不上学了，还想要我给你好脸色？……停下来[3]，看看这段关系，那才是你看重、在乎的东西。想想你关于家庭的蓝图：和谐的夫妻关系，健康、快乐的孩子。既然想让这段关系更和谐，想实现这个目标，那就从自己开始吧，让恶性循环在此处停止，让关系开始向良性的新方向运转。

成长小提示

[1] 首先从恶性循环中停下来的人需要这样的忍让或宽容，为了获得自己想要的结果，这样的忍让和宽容也是值得的。

[2] 所谓“换位思考”，是需要这样真切地坐到对方的位置上，才可能体验到他的内在。

[3] 停下来是非常重要的，是及时止损，是积极思考，是新的转折和美好的希望。

让父母做他们自己

爱与理解、信任、尊重无法分开，否则，即使是建议，也会变成负担，成为干扰。

2012 年，我 95 岁的奶奶去世。悲伤的丧礼过后，看到长期紧张操劳、疲惫不堪的父母，我忽然意识到：父母早已是 70 多岁的老人了。这些年，一直是他们在农村陪伴和照顾奶奶，我们也是更多关注奶奶，而常常忽略了他们俩。

是时候让父母安度晚年了，我有责任为父母构建幸福的晚年生活。

但是没想到，我的想法和做法遭到父母的拒绝和反对。

先是住哪儿的问题。

父亲退休前一直在县城工作，妈妈也在县城生活过不短的时间。后来，因为在农村待了一辈子的奶奶生活不能自理，他们才回老家照顾奶奶。

现在，农村生活比以前好了很多，但毕竟用电用水、买菜购物、交通等不如在县城方便。我考虑到父亲的社交圈子主要在县城，弟弟和二姐也都在县城，所以希望他们还是去县城居住。

父母不愿意，反对的理由很多：舍不得院子里的那片地，自己种的蔬菜、水果吃着放心又省钱；每月20号，父亲要给县书法家协会一个分会的会员讲课，在老家更方便；这几年村里邻居婚丧嫁娶需要的条幅、斗方等，基本都是父亲帮着写的；哥哥一家还在农村，他们还想尽力帮衬；等等。

再说吃穿问题。

现在已经不是一个缺吃少穿的年代了。我觉得，父母上了年纪，一日三餐讲究粗细荤素和营养搭配，三餐之外补充点营养，穿得体面一些，衣服质量好一些，都是应该的。可父母吃穿依然简单得很。家里种了的蔬菜、水果，就不吃市场上卖的；有3元一斤的苹果，绝不买5元一斤的；合身的衣服，破旧了补一补也要继续穿。无论儿女怎么劝告，似乎都影响不了他们。家里的营养品常常放到过期，新衣服可以压在箱底，他们碰都不碰，甚至埋怨我们买这些东西是乱花钱。

再就是用的问题。

一直以来，父亲骑的都是那辆老式自行车。我们担心他的安全，说买辆新的自行车或者换成老年代步车，他坚决不让。家里只有一部固定电话，我们说买个手机，他也不让买，说不需要。我最受不了的是，平时做饭他们也不用煤气灶，而是烧那种小的煤球炉。

父亲是20世纪50年代末60年代初的大学生，退休前曾任县委宣传部副部长、县教师进修学校副校长等职务，在当地的教育界很有名气。从小，我就认为父亲集勤奋和智慧于一身，他不仅是我们坚强的靠山，更是我们心中的骄傲。而今，他这样的生活让我很难接受。

我希望父亲能与时俱进，并尝试说服他、改变他。

有一次，又说到买手机的事，父亲干脆地拒绝了。我急中生智，找出身边的老人和他比较，想要刺激刺激他："您看甘叔叔和尚老师，一直都用手机，还是智能的，他们不仅会上网，而且会用微信，还常在朋友圈里分享东西呢。"这一次，在比较之下，父亲像是败下阵来。[1]他面露愧色，说："你说得对，我这个人就是比较守旧，喜欢清静。对于新的东西，我很难接受，在人多的场合也会紧张，不像他们那样能够轻松应对。"

看着父亲老实地承认这些，我的心像在被细细的鞭子慢慢地抽打着。我这是在干什么？从什么时候起，我开始"教导"父母了？我好像比他们更懂得怎样安度晚年，我好像有一套关于做完美老年人的标准，我要把这个标准套在父母的身上，以爱和孝的名义去评判、改变他们，让他们成为我想要他们成为的样子。

父母早已不是我小时候心目中的样子，已经不再顶天立地。我是真的没有看到这些，还是只是不愿意承认而已？

在我外甥的婚礼上，父亲是最年长的长辈。婚礼现场有一个环节是父亲的独角戏，他需要一个人坐在长长的沙发中间，在摄像机的镜头下，接受一对新人的行礼，给他们发红包，并配合主持人互动。父亲看起来有一些紧张，担心坐的位置偏左或偏右了，怕答不好主持人的问题，怕掏红包的速度慢了……

我站在离父亲最近的位置，看着他面对镜头时那张有些局促不安的脸，一阵酸楚、疼痛涌上我的心头，久久地挥之不去。

生命是一条抛物线，上升的阶段不断收获，下降的阶段又不断地失去。我们曾经获得的、学到的，都会一点点地、逐渐地还回去。这是生命的自然过程，任何人概莫能外。

回头想想“为父母构建一个幸福晚年”的愿望，我的耳旁响起一个清晰的声音：“那是谁的期待？”答案是：“我的。”我想用我的方式表达对父母的爱，想让父母过一种我想要他们过的“幸福生活”，哪怕那样的生活是他们不熟悉的、不喜欢的甚至是感到紧张的。父亲曾经说过：“我的时间，一是做饭，二是弄这片菜地，三是练字。”这就是他满意的生活。但我们做儿女的觉得不够，那样显得我们不够尽心，也怕外人说起的时候面子上挂不住。[2]

期待让自己辛苦，也让被你期待的人辛苦。马斯洛说，父母对孩子的愿望和计划就像给他们穿上了一件看不见的紧身衣。对父母，又何尝不是如此？每个人都需要为自己的期待负责，别人没有义务满足你的期待，他们可以有他们的期待。

关于衣食住行，每个人的观念和生活方式都有很大的差异，这只是熟悉不熟悉、习惯不习惯、喜欢不喜欢的问题，没有谁好谁坏，谁对谁错。[3] 所以，爱与理解、信任、尊重无法分开，否则，即使是建议，也会变成负担，成为干扰。

爱你，而不捆绑你；爱你，就是让你做自己。这样，既解放了父母，也轻松了自己。

事实上，改变也是可能的，但前提是他们愿意根据变化了的现实改变。后来，弟弟负责翻盖农村的房子，暂住县城的父母用了一段时间的手机和煤气，也慢慢适应和习惯了这种对他们来说有些新的生活方式。

成长小提示

[1] 和“别人家的孩子”一样，这种“别人家的老人”也会伤及老人的自尊心。

[2] 区分是我们的期待还是父母的期待很重要，当期待不一致时，我们需要帮助他们满足他们的而不是我们的期待，满足他们的而不是我们的需求。

[3] 观念和生活方式常常只有合适与否，而没有应该与否。

稳定自己，陪伴父母

我可以做些什么，能让老人将来走的时候更安心，也让自己少一些内疚和遗憾？

今年大年初一下午，先生看天气不错，尝试着和公公一起，搀扶婆婆走出房门。婆婆一个台阶一个台阶地从二楼下来，然后差不多是被抱进汽车，到十几里地外的三姐家坐了十几分钟。回来上楼时，婆婆每上一个台阶，先生都在最后的时刻帮她把右腿再抬起那么一点。婆婆就这样回到了家。

30多年前，年仅41岁的婆婆因为突发遗传恶性高血压，得了脑血栓而倒下。这么多年，公公认真研究病理、药理，悉心呵护婆婆。婆婆坚强勇敢，学习用左手生活，不仅生活基本可以自理，还能完成不少家务。但毕竟用药30多年，随着年龄的增长，婆婆的身体机能逐渐退化，这几年衰老明显加快，走路、说话也越来越困难。3个多月前，因一场突如其来的重感冒，婆婆就起不来了，被大家强拉硬拽地坐起来，几分钟工夫就累得气喘吁吁。之后的100多天里，婆婆再也没能出门。

说这次出门是“又一次壮举”应该不算夸张。这标志着婆婆又熬过了一关，甚至可以说逃过了一劫，说明她还有可能在院子里走走，和家人出去聚餐，到亲戚家坐坐，不至于被一个人留在家里。这是过去很长的日子里，我们不敢奢望的。

这次“壮举”是先生倡议的，事后他显得很兴奋，饶有兴致地和我分享这期间他的心路历程。

我：我知道，开始的那段时间你的日子不太好过。

他：是的。开始时我有点失魂落魄，心情沉重，情绪低落，有很多的内疚和担心，怕妈妈这次再也起不来了。那样的话，我需要面对一个不得不面对的问题：妈妈还能活多久？毫不夸张地说，我当时有点茫然不知所措，吃不好、睡不好，开车时也走神，工作上的一些事情完全没有思路。我知道这些我原来是能做好的，但当时没有心情，感觉体力、智力、精神都要垮了。

我：你经历了怎样的过程，慢慢地稳定下来了？

他：当我觉察到它给我带来了这么大的影响时，我就决心调整自己，稳定下来。我不能因妈妈的病而崩溃，那样不仅对妈妈和家人没有任何帮助，可能还会添乱。生活还要继续，我需要以更有能量的状态来面对这件事。

我：你做了什么让自己的情绪稳定下来了？

他：主要是我们常说的接纳。首先，我接纳了现实。妈妈能带病活到今天，已经是奇迹了。当年医生说她顶多活

13 年，那时候和她同一个病房、差不多同一个时期得这种病的很多人早都没有了，而妈妈活了 32 年了，生活质量还不错，我知足了。妈妈毕竟也是 73 岁的老人了，人都有离开的一天，何况她病得很严重，从阎王爷那里一次又一次捡回了性命，已经足够幸运。如果那一天到来，我知道自己会很难过，但我还是能够慢慢接纳。

其次，接纳我自己，我决定不再自责了。我不是高明的医生，无法拯救妈妈的生命（其实医生也不一定做得到），我也尽力了。我愿意天天陪在妈妈身边，但我有工作、有家庭，儿子面临中考，正是关键的时候，这些都需要照顾到，所以我可以两周回去看望母亲一次。最重要的是，我知道父母最大的愿望是我们生活得好，家庭幸福，工作顺利，这一点我做到了，他们对咱们一家三口很放心，我对此心里也感到很踏实。

最后，接纳他人。开始的时候，我对爸爸和姐姐们是有高期待的。爸爸太辛苦，我期待他接受我们的建议请个人帮忙，这样我会放心一些。我也期待姐姐们全回去照顾妈妈。但我渐渐明白，爸爸有他自己愿意的生活方式，姐姐们各自都有家庭、有工作，大姐、三姐还是做了奶奶、姥姥的人。每个家庭都需要尽量正常地运转，也只有这样，他们老两口才会安心，看到孩子的生活没有因为他们被过多地影响。

这样，我的心慢慢就安定下来了，基本上能做到安心上班，回家也尽可能把心放在家里，每两周回去一次照顾妈妈。多亏了北京到天津这段距离还算近，也多亏了这辆车，尽管很辛苦，我也坚持下来了。

我：这个过程很不容易。你情绪稳定下来后，具体又是如何想、怎么陪伴的呢？

他：首先我想强调，接纳不是心安理得地走开，而是为了更有力量、更有帮助。[1] 我就想，如果是这样，在这段时间里，我可以做些什么，能让老人将来走的时候更安心，也让自己少一些内疚和遗憾？

我们家人特别重感情，妈妈没有特别的爱好，加上身体长期有病，特别依恋我们，喜欢被儿女环绕的感觉。所以，我尽可能克服困难，多回去看她，高质量地陪在她身边。

对妈妈来讲，只要你人在她身边，她就心满意足了。我和她在一起的时候，心情比较放松，就是陪着她，和她坐在一起，拉拉她的手，扶扶她的肩膀，和她说说家长里短。我将小时候的点点滴滴，特别是那些我感觉特别温暖、很佩服妈妈、想感谢妈妈的事情说给她听，把欣赏和感谢说出来，也告诉她我从中学会的东西。[2] 她几乎从不打断，兴致勃勃地听我说来说去，每当这样的时候，她的精神状态都非常好。

我也想方设法让她的生活丰富一些。今年回家过年，我想起她爱看戏，就把投影仪带回去给她放，今天看《追鱼》，明天看《秦香莲》，后天看《花为媒》，她看起来满足得很。还有，我给她买我们以前看过的小人书，买一些她喜欢看的动物图册，等等。只要是我能想到的事情，我都会尽力去做，这也不麻烦，关键是用心。

这段日子，妈妈最大的挑战是怎么才能一点点增加活动量。刚开始，她可以勉强坐起来；慢慢地，她能扶着四脚拐杖走几步；后来，她可以扶着老年人专用的小推车在屋子里慢慢走动。她有特别强烈的自己站起来、自己走的愿望。所以这段时间，我除了陪她聊天，还要帮她一点一点增加活动量，而且不能累着她。

我：你一般不冒险，怎么这次非想把她弄下楼？你不担心吗？

他：我知道妈妈有想出去的强烈愿望，前些日子状态好的时候，她就坐在靠近窗户的位置目不转睛地往外瞅。重要的是，我记得一句话：人活着要有希望。[3] 我想让爸妈还有我们大家都能看到希望。妈妈这次病倒后，大家都有些悲观，刚开始妈妈还天天嚷嚷着想出去，后来慢慢地，她似乎也不抱什么希望了。

我想找机会让她出来一次，但我知道一定要特别小心。天还冷，她身体很弱，万一再感冒，后果不堪设想。初一下午，我走出屋子，感觉到迎面吹来的风是暖的，一查当天的最高温度为 11 摄氏度。太好了，我决定让妈妈下楼。我说第一遍的时候妈妈还摆摆手，很干脆地说不去，爸爸也不同意。我再说的时候妈妈就明显动心了。我当时做好了不行就背她上下楼的准备，妈妈跃跃欲试说要自己下楼。我真的没敢想。一路上爸妈都特别兴奋，妈妈一直两眼从车窗往外看。回来后，我怕她累着，让她躺下休息，她还坚持说不累，还兴奋呢。

之前，我一直觉得先生感情丰富，比较脆弱，容易悲观，但从对这件事的处理上，从他这样的心路历程中，我感受到他的内心正在变得稳定、有力和强大。他给我们做儿女的在老人生病的时候，也许是在老人生命的最后一段时期如何稳定自己、用心陪伴提供了很好的例子。

成长小提示

[1] 我非常认同这一点。接纳不是妥协，不是放弃，而是更好地找回自己的力量，更好地解决问题。

[2] 这样表达欣赏和感谢，表达从对方身上学到的、两人之间相似的地方等都是特别好的联结亲情的方式，能很好地满足彼此的渴望。

[3] 希望是改变的重要组成部分。

多一分好奇，少一些评判

——当情感遭遇危机

从个人成长的角度看，或许真正的安全感在于，我们知道门的那一边有什么。

婚姻中的一方出现婚外情，一旦加上是非对错特别是道德的评判，就会让本已复杂的事情变成一道无解的方程式，让恨和怨的种子在彼此心中发芽，婚姻也很快会亮起红灯。

一对年轻的夫妻，正挣扎在这样的泥潭中。男方的态度很坚决：必须离婚，因为“她不是个好女人”。

原来，女方和一个人产生了一段感情，更让男方难以忍受的是，她在结婚前就有过一次类似的经历，和另一个人有点扯不清。婚前的那一次，她及时终止，并拿生命来担保对他的爱，他看在恋爱多年的分上原谅了她。这一次，她被男方发现后更是羞愧难当，痛心疾首，她知道错在自己，但仍希望男方再给自己一次机会，可男方已经不再相信她。

她近乎哀求：要不先分开半年再说办手续的事吧。他对她如此“虚伪”地留恋这份婚姻感到很不屑，但迫于各种考虑，嘴上勉强答应了，心里却已经决定：时间一到就开始自己新的生活。

没想到的是，痛苦自顾自地在他心中生长。为了忘记她，他甚至开始了一段新的恋情，可是没有用。他愿意相信她的爱，却又不得不怀疑，或者说无法理解她的爱：如果不爱，她这么多年那么周到地照顾自己，是怎么做到的？从一起读书的时候开始，她就全方位地为他着想，给他洗衣服，做好吃的。那时没有手机，每天早上她甚至在男生宿舍楼下喊他起床。结婚后更是如此，大事小事都是她照顾他，他依赖她。有一次她生病，他要给她做碗西红柿鸡蛋面，一会儿问用几个鸡蛋，一会儿问放多少盐，一会儿又问太稠了怎么办……

他知道，他分手的决定让她痛不欲生。前几天，她的一个好友打电话给他，希望他看在过去感情的分上去看看她，说她为此事已经重病卧床一周了，着急上火，满嘴都是疱。

可是，如果爱，她又怎么会爱上别人，而且还不止一次？

“就算我做得不够好，她也应该直接告诉我，我改就行了，不应该这样对待我呀！”男方找到我时，显得非常气愤。

我们花了不短的时间让他理清并充分地表达了内心压抑的情绪，最突出的是愤怒和屈辱，他说他愤怒到发狂，屈辱到咬牙切齿；还有很多的孤独和无奈。他承认，恨不得把她和那个人都痛揍一顿。

情绪得到一些释放之后，他缓了缓说：“婚是肯定要离的，因为事实已经证明，她人品有问题，不是个好女人。问题是，我怎么能不那么痛苦呢？”

“听起来你有一个观点，爱上不该爱的人一定是人品有问题，是吗？”我问他。

他先是点点头，但又不是很肯定，说：“是啊，否则会是什么问题呢？也不是感情因素啊，我俩感情还是不错的。”

“看得出来，你很看重这份感情，有过自省，觉得自己有些地方做得不够好，是吗？”我问他。

他说：“是的，我做得不够好的地方主要是我比较依赖她。我在家里是老小，上面有两个姐姐，父母宁愿挨罚受处分也要超生才有了我这个男孩。从小家里人一直很宠我，都上高中了，我还动不动撒娇耍赖呢。但我学习不错，上了大学，和姐姐在同一个城市。我的衣服一直是姐姐周末过来，或者我给姐姐送过去她帮我洗。后来谈了女朋友，就变成女朋友管我了。我生活自理能力比较差，不怎么会干家务。最近我俩闹，我怕父母伤心没敢告诉他们，又不能问她怎么办，我才发现其实自己的生活能力挺差的。”

我问他：“我有一点好奇，她这两次是被什么样的人所吸引呢？”

他想了想，说：“结婚前那个人我没见过，是一个朋友撞见他们俩在一起，很亲密地分吃一串冰糖葫芦，他的眼神充满呵护，她一副很享受的模样。现在的这个人是个‘大叔’级的，听说很会照顾人。”

他突然停住了，很长时间不说话。

然后，他更像是自言自语，语气里也有些自责：“是不是说，我在不知不觉中把她当成了妈妈，至少是当成了姐姐——一个关心照顾我的人，而不懂得彼此关心照顾？特别是去年有一段时间，我和朋友一起玩得很厉害，每天很晚才回家，她管过我几回我也没太在意。会不会，和其他女孩子一样，她也喜欢被呵护、被关照甚至被宠爱的感觉？[1] 我们俩在一起，她付出的确实比我多多了。”

我点点头，说：“特别好的问题和反思，听得出来，你很善于从生活中学习。”

不过，他还是坚持认为：“可是，我这又不是什么原则性的问题，她应该直接告诉我。她犯的错误却是原则性的”

我问：“能意识到问题并能面对面直接、真诚地沟通当然很好，以你对她的了解，她在沟通这样的事情方面是这样的吗？”

他想了想，说：“她确实说过，她自己也知道这样对不起我，可是不知道怎么回事，就是没忍住。她这样说的时候我还不相信，也许爱一个人就是会有稀里糊涂的成分吧？另外，她确实是一个把所有不高兴都埋藏在心底的人。她有什么要求从来不直说，我问她，她要么说没啥，要么不高兴了就来一句：这还用问吗？你应该明白的呀！可是，她不说我怎么知道？”[2]

他若有所思，说今天可以停在这里，他回去和她好好谈谈，还说不管结果如何，自己这次都学习了很多。

我相信他说的，人生的每一个坎都是一个成长的契机。当然，能否从中学习，能够学到多少，很重要的是看你是否足够好奇，愿意探索。因为，好奇和探索是发现新的可能性的途径。

感情的事情，尤其是婚外的感情最容易招致道德的评判，常常被认为是一种背叛，有婚外感情的人是法律上的“过错方”。道德和法律像一扇坚固的、安全的大门，捍卫着婚姻的神圣性、持久性。然而，从个人成长的角度看，或许真正的安全感在于，我们知道门的那一边有什么。[3]

婚姻是一所特殊的学校，很多课程都带有个性的色彩。对多数人来讲，当生活出现波折时，问题开始呈现，具体的功课就出现在面前。发生婚外情的一方，除了承担自己的责任，还要探索自己的内心：被什么样的人所吸引，想满足什么样的内在渴望？可不可以通过改善婚姻得到满足？或者，可不可以自己满足自己的渴望？

如果是自己的爱人发生婚外情，我们不妨好奇地问自己：曾经那么爱我的一个人，为什么会爱上别人？他被什么样的人所吸引？他真正想要的是什么？我如何利用这次经验更好地经营自己的婚姻？这样，“受害者”就会变成新生活的创造者。

成长小提示

[1] 我们每个人的渴望都是相同的：被爱、被尊重、被理解、被接纳、被欣赏、被认可和被赞美等。

[2] 婚姻中直接具体地表达需求是很重要的，你不说，对方很可能就不知道。

[3] 了解“是什么”是非常重要的，否则直接地评判和否定就错失了成长的机会，也影响了彼此的沟通和理解。

差异而不是对错

——夫妻篇

夫妻因相同而相爱，因差异而学习和成长。

居家过日子，勺子总会碰到锅沿，夫妻争执几乎不可避免。

一对夫妻晚饭后一起散步，丈夫是军人出身，迈开大步下意识噌噌地往前走；妻子是个慢条斯理的人，在后边紧跟快赶，遇见熟人搭了两句话，抬头横竖看不到丈夫的人影，于是一生气回家了。丈夫走着走着，一回头，人呢？站在原地等吧，自然是左等右等不见人。两人回家后免不了“开战”，一个说：“你这是散步还是急行军呢？”另一个说：“你这个人怎么干什么都是磨磨蹭蹭的！”

这样的事情几乎每家都会发生，一些是因为不同的生活习惯引起的。比如挤牙膏，一个人从最下边一点点往上挤，还要细心地把下边用完的部分卷起来；另一个人不在乎挤哪里，能挤到牙刷上刷牙就行。一棵白菜，一个人从外到里一片叶子一片叶子地层层剥开来洗；另一个人上来咔嚓竖着来一刀，或者干脆拦腰截断。一个人吃完饭站起来就洗碗，另一个人说泡上半小时更好洗。洗衣服，一个人内衣外衣、深色浅色分开；另一个人痛快，洗衣机一锅端……这样的例子不胜枚举。

还有一些是因为对事情的不同看法引起的。即使夫妻三观一致，具体到对待时间、金钱、性别、角色、休闲、娱乐等方面，也是公说公有理，婆说婆有理。比如，一个人说，家就应该像个家，干干净净、规规矩矩；另一个人说，家就应该像个家，舒适随意就好，用不着整得跟四星级宾馆似的。到了周末，一个人 9 点钟还不起床；另一个人可能痛心疾首："大好的时光全都被你浪费掉了！"也许不起床的人还会反驳："这才叫享受生活。"还有永远难达成一致的观念，比如，女人应该是什么样，男人应该是什么样，什么是好父亲，什么是好母亲，等等。

即使心中有爱，理解和表达爱的方式也不完全相同。比如，有一对年轻的夫妻曾遇到了这样的情况。在某一年的情人节，丈夫想送妻子一件礼物，发现妻子在家经常用的电脑太旧了，而她当老师要经常在家写东西、处理文件。于是，丈夫花了不菲的价钱买了一台不错的苹果台式机。为了给妻子一个惊喜，他先把它放在储藏室，在情人节前一天的半夜起来，悄悄从楼下抱上来，为的是早上妻子能"不经意间看到"，他期待着妻子看到礼物时很开心的那个画面。

实际情况却是，妻子知道后显得很不高兴，面无表情地说：“放在书房吧。”事后，她表示很失望，还有点生气，说：“你买电脑是给家里用的，又不是专门给我买的。”还觉得有点委屈，说都不如花 8 元钱给她买一枝玫瑰花。丈夫无语，觉得不被尊重，认为妻子无理取闹。妻子则耿耿于怀：“你要送就送我喜欢的礼物，一枝玫瑰花、一副耳环都可以，我要的不是物质，而是精神和情感上的礼物。”[1]

与相爱相比，相处的确要复杂得多。

恋爱中的两人都是天造地设的：你爱听音乐，我也是；你爱运动，我也是；你爱躺在床上看书，我也是；你最爱吃白菜、土豆，我也是；你有熬夜的毛病，真巧，我也是……偶有不同，也会让你显得与众不同。比如我家先生，酷爱老电影，说起那些演员、导演、经典台词、背景音乐、拍摄花絮等，绘声绘色，如数家珍，当年我曾怀疑是不是遇见天才了。

如果我有你不喜欢的一面呢？那也没问题，我改就是了。一个男性朋友，当年穷追不舍的女朋友就是不能忍受他抽烟，他痛快得很，说：“小事，我戒还不行吗？”

但当两人过起日子时却发现冤家路窄。即使是那些被对方佩服、崇拜的方面，在过日子时也当不得饭吃。比如我家，《青春之歌》《冰山上的来客》《五朵金花》《流浪者》等电影，我先生完整版看了远超 10 遍，台词、音乐张口就来，可还会津津有味地看着、笑着、叹着，一遍一遍有滋有味地听着、唱着里面的插曲。我有时忍不住问他：“看了、听了那么多次了，还能有啥新意？”或者嫌他：“那么久远的年代了，关注点现实好不好？”

而让我们改掉对方不喜欢的方面，又谈何容易！像前面提到的那位说戒烟的男士，结婚10年戒烟10多年，烟还是没戒掉。

于是，争论、吵架不可避免。感情像是每天被蚊虫叮咬一下，被慢慢地消磨着。那位10年没能戒掉烟的男士，甚至打算干脆离开现在的妻子，找一位能容忍他抽烟的伴侣。

这个问题有解吗？我们试着分析一下：争，是争什么？吵，是吵什么？不外乎，我是对的，你是错的，或者我的观念、方式比你的好。

可这是真的吗？关于生活中“正确的方法”，萨提亚女士研究过到底有多少种刷碗的方法，答案是247种，所有这些方法都能够让碗变得干净。

也许，与其说对错优劣，不如说只是差异、不同更准确些。男女性别不同，个人先天气质差异，成长家庭、所受教育不同，等等，决定了你我是来自不同星球的两个人。“你的本来和我的本来，本来就很不一样。”他是很难变得和你一样的。

夫妻这样亲密的两个人之间不可能没有期待。我见过一些有效的处理，比如，用我的期待换你的期待。[2]

有一对夫妻，丈夫职业比较自由，习惯晚睡晚起，他对妻子的一个期待是：妻子早起做饭、送孩子，让他可以不被打扰地睡觉。妻子做到了，她不仅送两个孩子上学，而且用心做早餐，甚至能根据一家人的不同喜好做三种不同口味的蒸蛋。

妻子下午下班回家比较晚，她期待丈夫可以采购并做晚饭，她可以只是打打下手，丈夫也答应了。有了这样的“协议”，这么多年来关于做饭、送孩子，两人一直相安无事。

还有一对夫妻，丈夫周末喜欢待在家里，妻子喜欢出去到公园走走，他俩后来达成“协议”：这周我陪你在家看书、看电影，下周你陪我去公园里健步走。

当然，有些时候也不必非要步调一致，各得其乐也未必不是好办法。

这样接纳差异并不是忍受和妥协，真正的接纳还可以让两个人在相互的差异中学习和成长，一个朋友和她丈夫的例子就很好地说明了这一点。

妻子是个乐观自信的人，老公则悲观沉重得多。开始的时候，老公一悲观叹气，妻子就心烦，抱怨他活不起。慢慢地，她愿意承认和接纳他就是这样的一个人，就让他唉声叹气，就让他絮絮叨叨，但有时也会表达：“你的这份沉重让我也觉得压抑。”再后来，随着自己的学习和对老公理解程度的加深，她开始觉察，老公的悲观和沉重很大一部分来自其成长经历中的困难甚至是苦难，她对他多了一份疼惜。这种悲观和沉重客观上给老公、给自己带来了很多正向的东西，让老公成为一个踏实、上进、负责任、心思缜密的人，和他在一起，她感到踏实、安全、被关照……她才得以继续自己的自信和乐观。[3]这样，她的心里对老公多了一份欣赏和感谢。慢慢地，在她面前，他开始一点一点变得轻松起来。

差异客观存在，世界因差异而五彩缤纷。夫妻因相同而相爱，因差异而学习和成长。接纳彼此的差异，愿意从对方的角度进入对方的世界，了解立体、多面的对方，彼此相爱，彼此联结，尊重、接纳并积极探索这份差异，那么，即使有再大的不同，两人也能因为爱、因为彼此顾念而陶醉于同一幅美景中。

很多人把感情比喻成银行账户，我更愿意把我们因差异而成长的爱情比喻成一片波澜不惊的湖水。当湖水开放地接纳款款而来的小河流水，叮咚作响的清新泉水，蹦蹦跳跳的山涧溪水，从天而降的冰霜雪雨，并把它们有机地融合在一起时，慢慢地，湖水会变得深邃而宽广。

成长小提示

[1] 婚姻中夫妻的矛盾大都因差异而起，所以萨提亚认为，处理婚姻冲突重点在于处理相互之间的差异。

[2] 这样以“交换”期待保持平衡的方式，只有在接纳、承认甚至尊重彼此差异的基础上才能“创造”出来。

[3] 夫妻因相同而相爱，因差异而学习和成长。接纳差异，探索成因，特别是体会这种差异背后的力量和彼此从中获益的东西，就可以获得成长。

少年也识愁滋味

无论孩子内心的挣扎是什么，都不要变成你的挣扎。就像他不慎落水，你要学会游泳，才能跳下去救他。

1

楠楠妈妈最近很焦虑、失望、挫败，有一种要抓狂的感觉。

原来，刚上初三的楠楠，天天闹着不想上学。有的时候她说，快累死了，要在家休息一天；有的时候又说，作业太多没写完，怕挨老师批评，不敢去上学；有的时候甚至说，班里有几个同学有时候也不去上学，自己也想和他们一样。

妈妈当然不同意，理由非常充足：“不行，当学生就必须去上学。你累，难道别人不累吗？你为什么不写完作业？那些不去上学的，有的学习好，你比不了；有的学习比你还差，你能和他们一样吗？……”[1]

妈妈还想尽办法鼓励楠楠。比如有一次，包括她在内，班里有五个学生作业写得不合格，老师很生气，当着班里同学的面把她的本子撕了。楠楠回家后哭得很伤心，妈妈即使自己都不太相信这是真的，也还是想找个角度让女儿接受这件事。妈妈说：“老师给我说过，她认为你很聪明。老师只撕你一个人的本子，说明对你还抱有希望，很可能对其他几个学生已经失去信心了。”

我问楠楠妈妈：“如果你是孩子，在学校经历这些事情可能会有怎样的感觉？”

她承认，一定是很不舒服的。学校周六不休息，周日家里又有两门家教课，就这样连轴转，孩子可能真的会很累。孩子说过，哪怕中间休息一天不上课都行。

楠楠自尊心很强，一定会因为学习成绩不好而难过。前几天，楠楠的化学考了全班倒数第三，她觉得没脸见人。

老师撕她本子的那次，她回家哭了半天，说在班里特别没有存在感。她在学校觉得很孤单，说总有同学孤立她、嘲笑她，等等。

我点点头：“其实你挺能理解孩子的，你告诉过她这些吗？”

楠楠妈妈摇摇头，说：“没有，我告诉她要理解老师，接受现实，多想想自己的问题。”

我问她：“你有没有站在孩子的角度思考，告诉她，一个小孩子要面对这些事情一定很不容易，如果换作别人，或者如果换作是你，也一定会很难过，很有可能也想躲在家不愿意去上学？”

楠楠妈妈瞪大眼睛，说：“我可不敢这样说，那样解决不了问题呀。[2] 而且你理解她，她要是真的不上学，可怎么办？”

2

我来分享一下和儿子的一次真实经历，看看能不能带来启发。

一个周五的下午，我下班回家晚了一点，进门刚放下东西，就看见儿子数学测验的卷子放在饭桌上最显眼的位置，上面有一个大大的、十分刺眼的分数：56 分。我意识到，今天一定还发生了什么事情，因为以前儿子考不好的时候，从来不会这样“理直气壮”。他会说：“对不起，妈妈，我很抱歉，题太难了。”诸如此类。今天这是怎么了？

儿子闻声从自己的房间里快步走出来，像一个充满了气的皮球，似乎你再稍微施点压就会爆炸。14 岁的他身高已经远远超过了我，他涨红着脸，往我面前一站，宣战似的拿起卷子一字一顿地说：“看吧，不及格，又没及格。上周我没及格，这周我努力了，真的努力了，可是，还是不及格。”我能感觉到，他每一句话的后面都是感叹号。

我想，儿子连续两次都没有及格，他一定很郁闷、很难过。他这一周比上一周多花了些时间，也多做了题，看来效果不大，他一定很失望、很无奈。这样想着，我先有意识地长长吐了一口气，让自己稳定下来。[3] 然后，我拉着儿子的手进他的房间，在床边坐下来，搂搂他，一起默默地待了一会儿。之后，我开始了和儿子的对话：

“又没考好，很郁闷吧？”

“是。”

“心里很难过？”

“是。”

“这周努力了，还是没考好，有点委屈，还有无奈。”

“是的，妈妈。我这一周认真听讲了，也听你们的建议多做题了。”

“所以很失望？”

“有点。”

“甚至有点绝望？”

“那倒不至于。”

好像皮球里面鼓鼓的怒气一点点往外泄，我甚至能听到那丝丝缕缕的声音。四周凝固的空气开始和缓地流动起来。儿子紧绷的脸慢慢地缓和下来，竟然还有了点不好意思：“其实我看了，也没有那些死磕都解不出来的难题，都是稍微再灵活一些、仔细一些就可以拿分的。所以，我并没有丧失信心。”然后，他叹口气：“好了，妈妈，您忙着做饭吧，我也该写作业了。”

傻小子，他是知道接下来该怎么做的。

“少年不识愁滋味，爱上层楼。爱上层楼，为赋新词强说愁。”成年人看孩子，也常常难识其愁：“吃的、穿的、用的啥都不缺你的，你有什么发愁的？”更有甚者，有的家长会认为：“你就不应该发愁。”“瞧你那出息，那么一丁点小事，也至于忧愁？”结果是，孩子难过了、伤心了，不仅得不到同情和理解，可能还会觉得很丢人、很羞耻。

其实，孩子，特别是青少年，由于激素的失衡、大脑结构的变化，或者课程的压力，更容易喜怒无常、冲动，让人恼火。因此，孩子们确实存在成长的烦恼，确实会有少年维特式的烦恼。用进化的眼光看，这也许是一个人成功进化为成年人的关键，但却往往被我们忽视。

任何负面的感受，对别人来说也许微不足道；如果把自己人生的镜头拉长来看，也根本算不了什么。但对某一特定时间遇见的特定痛苦来说，每一次都是绝对的、真实的，能产生很大的影响，值得自己和关心自己的人给予足够的关注。[4]

关注这些负面感受说难也难，当人处于强烈的情感中时，常常听不进任何话，不愿意接受任何意见甚至安慰，更没法接受哪怕是建设性的批评；说容易也容易，负面的感受一旦变得清晰，被听到、被尊重和理解，它的能量就会释放出来，然后人就有可能全力以赴地解决他们面临的真正问题，比如前面两个孩子学习上的挣扎、同学之间的交往，等等。这也就是所谓的先解决心情，后处理事情。

当然，前提一定是父母能够保持内心的稳定，无论孩子内心的挣扎是什么，都不要变成你的挣扎。就像他不慎落水，你要学会游泳，才能跳下去救他。

成长小提示

[1] 孩子有情绪堵在心里，这样说没能理解孩子，情绪流动不起来，孩子就很难听得进去。

[2] 很多人只关注现实层面的问题，比如成绩、上学与否等。实际上，帮助孩子处理情绪问题是解决这些问题很重要的内容和前提。

[3] 留意呼吸，特别是让自己深呼吸，可以帮助我们找回自己，让自己稳定、平静下来。

[4] 家长需要真正地站在孩子的角度去体会，这对他们这个年龄的人来讲感觉会是怎样的，而不是自己现在看来是怎样的。

忠于孩子的现实

我们越是了解事实，处理问题就越得心应手；对事实了解得越少，思维就越混乱。

一个中学生，学习成绩一直很好，特别是数理化，在年级里从来都是数一数二的，即使是熬夜玩电子游戏，成绩也没怎么下降过……但别急着羡慕，他妈妈其实很发愁。从小学到现在，如果有一个月没被老师打电话或者叫去谈话，她都会觉得不正常。好像孩子一直都不能适应学校的生活：不听老师的话，不写作业，和同学发生冲突，不一而足。在学校最令人头大的是，他上课忍不住说话，特别是经常和老师顶嘴：老师讲课或者说什么事情，他不听则已，一听总能发现一点漏洞，他还要马上说出来，让老师下不来台。

说起这些事情，孩子也显得很难过，觉得日子很难熬。比如，他早就听明白了，老师还在一遍遍地重复，他觉得无聊、浪费时间；老师说话不仅重复，还太不严谨；他和同学在一起讨论问题什么的，有时会觉得他们太幼稚……[1]

我不由得想起儿子的一个小学同学。他们小学一年级时是同班，但是后来这个同学跳级到三年级、五年级，用7年的时间完成了从小学到高中全部的学习任务。我儿子上初二那年，那个同学考入了清华大学计算机系。他就读的中学少年班，有30个学生，在全国统一高考中，考得最“差”的是像北京理工大学这一类的高校。

关于那些学习成绩不好的学生，还有另一种现实，就是学生学习吃力的原因应该不止一个，但是最经常听到的却非常类似：“没有学不会的学生，只有不会学的学生。”“现在的学生智力都差不多，就看你肯不肯努力。”“他脑子不笨，就是不肯下功夫。”“这孩子，怕困难，意志品质不行。”……

这些说法，是真了解孩子，还是把满脑子的教育理念、教育观念，或者专家说的、老师说的公式化的答案，套用在了孩子身上？

智商在人群中呈正态分布，有一定比例的孩子有阅读障碍，有多动症，有学习困难……这些都已经为研究所证明。现实生活中，学习态度一定不是唯一的问题。对于一个具体的孩子来说，他真正的问题是什么？

网上流传着一篇《一个落后生父亲在家长会上的演讲》。一个自以为很懂教育的教育工作者，在真实地面对自己孩子的具体问题而碰壁之后，终于放弃了原先的理念，接纳了“这就是我的孩子”。他认识到：“每个孩子都不一样，我说的是各个方面。孩子做不到有时候不是因为态度，而是因为能力。”

他开始陪读、辅导，给孩子具体的帮助。他认为“一切技巧都在做一件件具体的事情、做具体题目的过程和积累中形成”，帮助孩子进行时间管理，和孩子一起规划学习生活，帮孩子整理表格、进行小结，而不是怪孩子。

多么令人动容的领悟！

对于孩子，只有你接纳他，怀着好奇，带着关爱，和他一起努力探寻的时候，才能发现真正的问题。比如，孩子不知道上课要认真听讲吗？我很认真地问过两个上初中了还“不好好听课”的孩子，不认真听讲是怎样的一个过程，当时心里的感受是怎样的。

一个孩子说：“每次一开始上课，我就特别想跟着老师讲的思路走，但听着听着，老师问大家，明白了吗？同学们说明白了，我就开始想，我怎么不明白？老师刚才证明用的那个条件是从哪里来的？……有时候还没反应过来，没来得及去问老师，就开始跟不上了。等一会儿忽然发现自己没在听老师讲，赶紧跟上来，可是已经错过很多内容了。差不多每次都是这样。”

另一个孩子这样形容自己上课听不懂的感觉：“就像我们小时候吹泡泡，全班像一个大泡泡，我听不懂的时候，感觉自己像是一个被挤出去的小泡泡，与大泡泡的距离越来越远，越来越远。”

我忽然就理解、接纳了这样的孩子，他们应该很孤独和无助吧。

我们生活在现实世界，要想生活得更好，必须尽可能地了解世界的本质。美国心理学家斯科特·派克认为：“我们越是了解事实，处理问题就越得心应手；对事实了解得越少，思维就越混乱。”

想让孩子这棵树苗长成希望的样子，就要尽可能地了解这是一颗什么种子，它与生俱来的习性和特点是什么，它需要什么样的滋养，需要多少。[2]

相对于简单相信我们头脑中已有的观念，忠实于孩子的现实需要父母付出更多，在陪伴孩子成长的动态过程中了解属于孩子的现实。就像一个妈妈在先后给孩子讲过三次短除法，有一天孩子又犯糊涂的时候；在讲过更多遍直角三角形斜边上的中线等于斜边的一半，孩子又一次做题错了之后，终于明白了，她需要做的，是在孩子第10次做错的时候，耐心地给他讲第11遍。

忠实于孩子的现实，是了解，是承认，是接纳，是帮助。这需要智慧，更需要勇气。

成长小提示

[1] 对这个孩子来说，这些是非常真实的，这就是他的现实。

[2] 家长在关注“怎么办”之前，需要认真地了解“是什么”。

面对指责，先稳定自己

在自己不受伤的前提下，采纳别人的建议，温和地坚持自己的合理意见。

1

因为笔谈的事情还需要和刘教授联系，主编问我要不要让同事帮我做这件事，她知道刘教授对我有意见。我想了想，决定还是自己面对，毕竟这是我负责的栏目，以后免不了还要和刘教授打交道。

于是，我平静一下心情，默念着准备好的“台词”，拨通了刘教授的电话，感谢她文章完成得很及时，写得也很好，但是要以专家笔谈的形式呈现，所以不太适合把学生作为第二作者，建议删去。

和作者沟通是编辑工作很重要的内容，这一次如此谨慎，是因为刘教授是我们很重要的作者。更重要的是，她不久前在主编那里告了我一状，而且从此以后不再和我对接：我是文章的责任编辑，但她却把修改稿、电子稿发给我的同事，然后由同事转交给我；之后的作者承诺书、自校稿等也是，我联系她，她联系同事，同事再转交给我。

起因是上期一篇文章关于删减字数的事情：期刊按整版走，刘教授的文章共给了 6 个页码。我联系她，说只算文字的话需要删减到 8400 字以内，还要把表格的位置也留出来。刘教授一听要删减字数就有点不高兴，嫌给她的版面太少，但还是勉强同意了。删减后的文章发回来一看，她只把文字删到了 8400 字，还有一个表格占小半页呢。我再联系让她删减，她就生气了，向主编告我的状，说我让她一删再删，而且不再和我对接。

没想到这次却很顺利，她爽快地答应了。

2

在目前的学术评价体系里，学术期刊严重供不应求，不好打交道的作者不多，但还是有的，前一段时间我还碰上一个。

编委会的一个教授帮忙约了一组稿子，开篇是某著名高校陶教授的稿子，有理论，有实证调查，结论也很有见地。只是他把很多内容放到了页下注的位置，特别是文章的首页，他用了很大篇幅在页下注里介绍了与调查有关的情况。这样安排版面，排版不漂亮，阅读起来跳跃性太强，更重要的是和其他文章风格不一致。所以我联系他，要他在最近一周的时间里调整一下。

陶教授态度非常好："请王老师放心，保证不给您添麻烦，今天熬夜我也要完成。"

修改稿很快就回来了，但问题还在。我只好再打电话，可是话没说完，他就开始质问："你什么编辑呀，你懂学术规范吗？"

我愣了一下，然后试图说得更明白一些："不好意思陶老师，我也算老编辑了，这篇文章不是纯粹的调查，如果能把您页下注里的内容概括一下，在正文开头简明扼要地介绍，读者读起来会更顺当。"我还举例说，其他类似的文章我们也这样处理。

也许他更不爱听后边这句话，也拿出了证据："我好几本书都是这样写的，文章发了也不是一篇两篇了，没听说过你这种方式。"

我听出了他的指责和不信任，心中也有一点不快。我有意识地放慢了节奏，甚至刻意停顿了几秒钟[1]，让自己平静下来，找回一点信心，然后耐心地说："您这篇文章的确很不错。一些期刊比如法学类的页下注用得很多，只是我们不是法学类期刊，一直沿用现在的风格，不宜轻易改变，希望您能理解。"

听起来他有点激动："那你找第二作者改去吧，真是的！""啪！"他挂断了电话。

接下来的事情倒是很顺利，第二作者很快改好了稿子。只是，她从陶教授那里知道了事情的经过，很过意不去，一再和我说对不起。

面对指责，我过去很长一段时间的通用模式有两种。一是自责。特别是在领导、权威面前，我会跟着对方不满意的思路往下走，心想："是啊，我怎么就没有想到，或者没有做到……"。二是指责别人，心想："你这是在挑剔人，故意为难我，我那些努力和做得好的地方你怎么就看不到？"[2]

现在，我学会了，面对指责，首先回到自己的中心，平静心情，肯定自己。比如，作为一名编辑，我很清楚我对职业的一份坚守，清楚我的努力、对文章和刊物的把握和判断、与人沟通的能力，我也知道我分内的职责和界限。这份自我确定成为一种保护，使外来的指责变得不再重要，保证我在自己不受伤的前提下，采纳别人的建议，温和地坚持自己的合理意见。[3]

在稳定自己的前提下，面对指责也会成为一个学习的机会。比如以上的事情，从沟通的角度讲，两个作者生气都是因为一改再改。第一次打电话的时候，我应该和对方仔细核对，比如和第一个作者把表格占用的具体字数也说清楚，不要表格就删减到 8400 字，要表格需要删减到 7800 字；和陶教授说明白具体把哪些页下注提到正文中来，放在什么位置，并和对方核对他们听到的和我表达的是否一致。如果我当时能那样做，结果也许会不一样。

罗伊·马丁纳说的："我生命中最大的突破之一，就是我不再为别人对我的看法而担忧。此后，我真的能自由地去做我认为对自己最好的事。只有我们不需要外来的赞美时，才会变得自由。"

成长小提示

[1] 这里的停顿是非常重要的，给自己时间，让自己有意识地回到自身，平静心情，启动智慧。

[2] 也可以说这是一种模式，即指责，只不过指责的对象要么是自己，要么是别人。

[3] 温和地坚持，既能够关照到自己，又能够关照到他人和情境，常常是很有力量的。

解读：关系的和谐从自我和谐开始

萨提亚模式为两大系统工作，即个人内在系统和人际系统特别是家庭系统，可以说萨提亚模式就是为和谐关系工作的。所以，本章这一部分只做非常简要的介绍。

一、萨提亚模式信念中对人的理解

和谐关系是建立在对自己和别人正确理解的基础之上的，萨提亚模式对人及其应对的信念是我们建立和谐关系的基础和前提。这些信念包括但不限于：我们都是同一生命力的证明，通过这股生命力相联结；人类的历程具有普遍性，因此适用于任何情况、文化及环境；人们因相同而有所联结，因差异而有所成长；父母经常重复在其成长过程中熟悉的模式，即使那些模式是功能不良的；大多数人在任何时候都是尽其所能而为；人性本善，人们需要寻找自己的宝藏，以便联结并肯定自我价值；健康的人际关系建立在价值平等的基础上；我们拥有所需的一切内在资源，以便成功地应对和成长；人们的应对通常是在其痛苦经验中求生存的方式，而且这一点应该被承认；问题本身不是问题，如何应对才是问题，个人受到问题冲击的大小，在于此人看待这个问题的认真程度；应对是自我价值层面的展现，自我价值越高，应对的方式越具有整体性；等等。

这样的信念就为我们理解自己和别人，从而建立和谐的关系打下了基础。比如，健康的人际关系建立在价值平等的基础上，不管人与人表面看起来有多大的差异，我们在价值上都是平等的，这成为人际关系建立的基础。再如，人们因相同而有所联结，因差异而有所成长。我们不仅可以理解和接纳差异，在渴望的层面上产生联结，而且还可以学会将差异整合到自己的生命之中，从而丰富我们个体的生命体验。

当我们理解父母只是经常重复在其成长过程中熟悉的模式，他们也和大多数人一样，在任何时候都是尽其所能而为时，我们就更容易接纳父母也是人，并在人性的而非角色的层面与他们相遇。其他的角色也是一样的，比如伴侣、孩子等。这样，挡在我们之间的评判就会减少，关系更容易和谐。

二、萨提亚模式和谐关系建立的步骤

萨提亚模式认为，自己、他人、情境三个要素构成了一致性互动的重要架构，所以在人际互动中，自己、他人和情境是三个值得关注的重要领域。自己，即个人内在系统，可以用冰山隐喻来说明：人类的大多数体验都是内在的，外在的行为和内在的应对方式、感受、观点、期待、渴望、自己等各个部分相互作用，构成一个相互影响的系统。

一个人在一个层面的改变，比如观点的改变，经常会导致冰山另一个或几个层面比如感受、期待甚至整个系统的改变。他人，即互动关系中的对方，也是和自己一样的人，也可以用冰山隐喻来说明：他的冰山的各层是怎样的。情境，即觉察问题如何在系统中产生，充分意识到当前的情境，可能是关系，可能是文化，可能是空间，等等，在此基础上对问题做出适当的回应。良好的互动需要同时照顾到这三个方面。

以互动三要素为架构，处理人际互动的步骤可以概括为两大部分的内容：第一部分是对自己内在的觉察和转化；第二部分是对外的核对和表达，也就是进行联结。因为第一部分又可以分为自己的内在和他人的内在，所以我们把二者也分开，把整个关系的建立或者说沟通的过程分为以下四个步骤：

第一步：对自己内在的觉察探索和转化。

不管在有没有压力的情况下，我们想建立一段关系，或者就某一件事迈出沟通的第一步，都要回到自己这里，进入自己的内在，留意身体的体验是怎样的：它在传递什么信号？有什么样的情绪升起来？我对自己、别人、这件事有什么样的观点、想法，有什么样的信念？我对自己的期待，对对方的期待，我认为对方对我的期待是什么？这样的期待和想法背后是为了满足自己什么样的渴望？我可以通过别的方式来满足我的渴望，比如，我可以通过爱自己、认可自己来满足自己的渴望吗？这样，我们在面对别人的时候，就有了一个新的目标，让自己平和。比如，面对冲突或矛盾，不是先改变对方，而是先改变自己的状态。

如此一来，我们不仅厘清了自己内在冰山的各个层面，而且在清晰的基础上做出调整，感受、想法、期待层面就会有变化，自己会更加和谐，自我价值得到巩固，建立了自己的中心位置，并对自己进行洞察。这就是准备好了自己。就像《稳定自己，陪伴父母》中，先生通过接纳让自己慢慢平静和稳定下来；也可以像《关系中的因与果》中的璐一样，从自己开始，让恶性循环在自己这里停下来，去启动一个有可能是良性的、起码不会更糟糕的循环。

第二步：对他人内在冰山的理解、体会或猜测。

即在自己稳定、和谐的基础上给他人完全的注意：根据对方的身体信息、语言信息和行为信息等，尝试理解、体会或猜测对方的内在冰山可能是怎样的，包括他在做出怎样的防御和应对；他可能的感受和情绪是什么；在这件事情上他可能的观点、看法是什么；以自己对他的了解，他的信念可能是什么；他对我、对自己、他认为我对他有什么期待，他的渴望是什么——被理解、被接纳、被认可还是别的什么。

就像《少年也识愁滋味》一文中，我刚进家时看到的，儿子的所作所为都表明他有很大的情绪，他的郁闷、难过、委屈、无奈、失望都是我能猜测出来的。他也许会怀疑自己是不是很笨，他也期待自己能考好，渴望自己被认可、被爱，等等。

这里想特别强调的是，对他人冰山的理解和关注需要建立在以下态度的基础上。首先是好奇，即“是什么”。只有放下内心的评判、预设、假定，满怀好奇地探索，才有可能了解对方言行背后更多的内涵。比如《忠于孩子的现实》一文中，在不好好听课的表象背后，还有着更加丰富的内容，这是只有在放下“上课就是应该好好听讲”之类的要求之后才有可能了解到的。

其次是尊重，即有界限。哪怕是自己的父母、孩子，也都是“他人”，有他们自己的感受、想法、期待和渴望，他们也愿意做自己的主人。就像《让父母做他们自己》一文一样，老人对他们的老年生活有自己的安排，我们可以提供一些想法和思路给他们，但选择的权利还在他们手上，毕竟那是他们的人生。在这里，理解、信任、尊重都是和爱相联系的。

第三步：觉察问题如何在系统即情境中产生。

即充分意识到当前的情境，比如关系是一种情境。夫妻、恋人、母子、母女、朋友、师生关系各有不同，同样的事情，不同的关系，内心的感受和期待是不一样的。不同的文化背景、不同的空间，包括是单独两个人还是在大庭广众之下等，甚至是双方不同的成长背景和经历、年龄等，都可以理解为不同的情境。情境的因素也是理解自己和他人反应的重要参考因素。

比如，《稳定自己，陪伴父母》中，母亲在生命的最后阶段，和之前健康、年轻的时候是不同的情境，同样的母子关系在不同的情境下，双方的内在冰山是不一样的。

第四步：一致地表达和接触。

即在前边几个步骤的基础上，与他人接触，进行核对与表达。这又可以分为三个方面。首先，带着好奇核对与倾听，尊重、接纳和信任他人。如《少年也识愁滋味》中，我对儿子的感受的好奇、猜测、核对和接纳，让他的情绪得以流动。需要强调的是，核对是非常重要的，就像第二章《读懂父母真正想表达的是什么》一文中一样，有时候，接收者收到的信息和发送者试图发送的信息之间差别很大，甚至没有多少关联。所以，我们需要与对方进行核对，比如问："你的意思是说……吗？""我这样理解你刚才说的，……是这样吗？"

核对还包括对期待的核对。在关系中，特别是在家庭关系中，与对方核对他对自己的期待常常是很重要的，比如问对方"在这样的时候你期待我做些什么"，或者"你希望我怎么支持你"。这样的核对本身既是对对方内在的探索和尊重，也是愿意付出努力关心、帮助他的体现，常常能促进关系的和谐。

其次，一致地表达自己。即表达我的感受、想法、期待和渴望，这是照顾到自己的表现。在具体的表达方式上，推荐以"我"开头，直接表达自己的内在："我看到（听到）你……；我感觉……；我认为……；我希望……；如果那样的话，我会感到……"这既是自我负责的表现，好像在说这些都是属于我的；也不容易引发对方的防御，因为只是平静地表达这些，没有指责、讨好对方的意味。

最后，在情境中改变。即在同时关照到自己、他人和情境的情况下进行平等协商，处理感受，重构观点和期待，解决问题，增加新的机会和可能性。这里特别强调的是，看看怎样才能既照顾自己又满足对方的渴望，或者自己满足自己的渴望。

比如，《差异而不是对错——夫妻篇》一文中，送电脑作为礼物的丈夫因为妻子不满意而懊恼，丈夫平静下来之后了解和核对妻子的渴望。妻子在意的是一个专门给她自己买的、“精神和情感上的”礼物，这样她才会觉得被爱，丈夫就可以满足她被爱的渴望，就可以说：“原来你是这样看待礼物的，我知道了。尽管这次不是你想要的方式，但我想表达的仍然是‘我爱你’。”作为妻子，不在具体的礼物上纠结，而是联结礼物背后的爱；再或者，自己爱自己，比如，给自己买一束玫瑰花、一副耳环，也是很好的满足自己渴望的方式。

Chapter 6

第六章

改变永远是可能的

在人生的底色上作画

改变是在接纳和肯定自己独特性的基础上的有益添加，而不是把自己变得面目全非。

1

有一位来访者在做了“九型人格”的测试之后找到我，说她为自己感到难过，不能接受自己所属的类型。

原来，她测试的结果是，她是比较典型的悲情浪漫者。对这种类型的人的描述是：易受情绪的影响，过分情绪化；追求不寻常、艺术性而富有意义的事物，具有独特性和创造力；多愁善感，容易沮丧或消沉，认为生命是一个悲剧，死亡、苦难、悲剧极具价值和意义；对人若即若离，害怕亲密的人发现自己不完美就会离开……典型的代表人物是林黛玉。

她承认自己是有这些特点的，但她对自己这样“被确诊”还是感到悲哀。她对此不能接受，说如果可以选择，换作其他任何一个类型，她都会感觉好一些。

我打了个比方：“听起来，就好像你承认自己是一个苹果，却说，只要不是苹果，换作别的任何水果都行……这样的感觉一定很不好吧？”

她先是点点头，然后无力地望着我说：“我感到很绝望，没前途。”

我让她慢下来，和自己的绝望好好待一会儿[1]，然后问她：“你觉得这样的人一无是处吗？”

“那倒不是。”这一点她很肯定，说，“比如林黛玉吧。她有娇美的姿容，有丰富而优美的精神世界，才华横溢，有浓郁的诗人气质，坦诚纯真，自尊自爱，特别是对宝玉生死与共的爱情……可是，她敏感、自怜、压抑、自卑、嫉妒，我不喜欢。我自己也是这样的，我也不喜欢。”

然后，她讲了生活中大大小小相关的例子。

我邀请她分别来看一看她不喜欢的这些特点：“先说敏感吧。根据你刚才的回顾，从小到大，一路走来，敏感对于你来说，有过怎样的帮助吗？”

她花了一点时间想了想，然后回答道：“敏感……让我观察力更强，并且心思细腻，能捕捉到别人注意不到的细微之处，体察周围人的情感。在人际关系中，我比较容易发现别人的需求，然后有针对性地关心人，所以比较容易建立好的人际关系。”

她还给我举例说明了这一点：“比如，我很小的时候发现奶奶好像更喜欢姐姐，不那么喜欢我。就在我四五岁的时候吧，偶然有一次，奶奶吃香蕉的时候说，这东西真好吃！从那以后，爸爸妈妈分给我的香蕉，我就会留着，即使跑很远的路也要给奶奶送去。奶奶每次都很高兴，说我心细、对她好，后来她真的就很喜欢我。”

“还有吗？”我问。

“嗯……有吧！我喜欢写作，也还算善于写作，这在很大程度上得益于我的敏感。别人捕捉不到的一些点，都能成为我很好的写作题目，描写景物、刻画人的内心世界也不觉得太困难。我能走写作这条路，不得不说，我的敏感是帮了我的。”

说到这里，她明显地放松了很多。

但她还是不忘强调另一面：“可是，敏感让我特别容易受伤，比如，有的人说的话已经伤到我了，他还跟没事人一样呢！”

“是这样的。觉察到这一点，你可以做些什么保护自己，让自己少受一些伤害吗？”我问。

她果然有很好的经验，说：“其实，当我受伤、难过的时候，我只要有意识地提醒自己，也许是我自己太敏感了，别人可能并没有想这么多，我就能很快释然。这对我就是一种很好的保护。”[2]

“特别好！还有吗？”

看她好像不大明白我的意思，我提醒她：“你刚才谈到受伤、委屈，因为你没有得到别人的关照。而你很能理解别人、关照别人、满足别人，可不可以再增加一个人进去，也好好地照顾到她的需求？”

“增加一个人……您是说，自己？”她随即变得开心起来，笑着说，“哈！这是个好办法，像关心别人那样关心自己！”[3]她甚至举起拳头在空中挥了挥，以表示决心这么做。

接下来，我们对她不喜欢的其他特点——自怜、压抑、自卑、嫉妒，也一一进行了类似的转化过程，发现它们原本没有想象的那样面目可憎。

她甚至觉得，在某种程度上，做一个悲情浪漫者也算是一件幸运的事情了。

2

关于不喜欢的自己的某些特点，我也有，就是“严肃认真”这一点。

“不识庐山真面目，只缘身在此山中。”在琐碎的日子里，我不断地和一些人从陌生到熟悉，不止一次听到别人这样评价我：“开始觉得你特别严肃认真，时间长了，发现你其实挺好打交道的。”“你还挺幽默，我对你的第一印象是你特别严肃。”“看了你写的文章，我有点惊讶，你看起来很严肃，没想到文字居然很灵动。”……[4]

我严肃认真？是不苟言笑、一板一眼、较真、煞有介事、故作深沉吗？想想我就不喜欢，也不知道自己在别人眼里曾是或会是这副尊容。一个人，轻松活泼、谈笑自如、举重若轻、平易近人，多好啊！

我必须换一副面孔，换一种活法。

于是，我曾单独拿出时间，跟自己做了一次练习，严肃认真地对待自己看起来“严肃认真”的问题（哈哈！狐狸的尾巴再一次暴露了），看一看严肃认真的背后是怎样的内心渴望需要满足，是否还可以有别的选择。

我在本子上规规矩矩地列出了这样三栏：我严肃认真的表现是什么？背后的感受、想法、期待和渴望是什么？我可以怎样转化？

在表现一栏，我写道：（1）在时间安排上，严格守时；（2）在编辑工作上，严谨认真，同事戏称我“眼尖”，甚至形成了职业病，平时看书都会把错别字、不通顺的句子标出来，修改好；（3）在学习上，一向比较踏实，即使是这些年学习心理咨询，不管是理论还是实务，我都特别认真；（4）在交往上，不爱闲聊，喜欢交流深入的、有意义的话题……

写到这里，过往经历中的一幅幅画面就像电影镜头一般，从眼前一帧一帧地掠过。

最严肃认真的一次，要数当年准备研究生入学考试了。大学毕业后，我当了两年高中老师，在距离研究生入学考试只剩整整 100 天的时候，我下定决心，为改变自己的命运奋力一搏。可是，我已经将近两年没碰本科时的教材了，特别是英语忘得厉害；我教高二年级 6 个班，每周 12 节课，在考试之前一周的时间里，还需要批阅 300 多份期末考试卷子。太有挑战性了！

但我一定要给自己这个机会！我鼓起勇气，缜密计划：把必须要复习的教材摞起来，有十几厘米高，掐头去尾，需要认真应对的加起来有2000多页，除以100，每天20页多一点。我眼前一亮，忽然就看到了希望。我认真复习，每天的计划甚至落实到了醒着的每半个小时。

考场上，我更是背水一战，使出了浑身解数，坚持写到监考老师允许的最后一刻，经历了个人考试历史上最艰难的一次。

结果，我以超过录取分数线39分的成绩，拿下了当年的研究生入学考试，实现了人生的一次重大转折。因此这次考试也成为我考试历史上最辉煌、最自豪的一次。

在将近40岁的年龄，我因为兴趣和热爱而开始学习心理学。在课堂上，我的学究气、认真劲再一次显露无遗。

萨提亚模式专业课要求组成为期半年的学习小组，每月活动一次。开始的时候，我每次都主动联系，这周不行下周，今天不行明天，每次的晤谈报告都由我整理进电脑……没想到的是，我们一直坚持活动到现在，相约还会一直坚持下去。

一本《萨提亚冥想》，我读过十几遍了，里面有多处像责任编辑一样的修改，再版时完全可以拿去作为参考。

……

我忽然被自己感动了。我发现，对我来说，人生最重要的收获几乎都是我严肃认真的特点带来的。我需要的不是丢掉它、拒绝它，而是拥抱它、感激它。

想到这里，我心底一阵轻松、释然以及欢快，像一条在狭窄的水道里莽撞前行的小河，不经意间抬起头，发现前面已经是开阔的水面，心一下子安静、稳定下来了。

然后，我对自己有了更多的允许[5]：没什么重要事情、本来就是为了娱乐和休息的时候，我可以不严格守时；在一些快乐、闲聊的场合，八卦一下也未尝不可；和家人、熟悉的人在一起，卖萌、耍赖、任性也不会有什么大碍；当时间紧张，或者是我太累了时，有些事情对付一下，我也能接受……原来，生活还有这么多不同的选择。

前提是我们需要接纳原本不能接纳的，这样就有了更多的力量和勇气，一些原来担心承受不起的事情，也就能够承受了。

不管是遗传的原因还是先天气质，一个人基本稳定的人格类型很难改变，即使在现实生活中因为某些因素而发生了变化，但其稳定性一直都在。就像九型人格理论，除了9种形态以外，还有人格的健康状况。人格最健康的时候，随时都有整合的可能性。像上述的悲情浪漫者，在第一层级的健康状态下，就可以成为富有灵感的创造者；而在第九层级的健康状态下，就可能成为自我毁灭的人。

没有哪一种人格、性格类型是比较好的，也没有哪一种类型是比较差的。事实上，每一种类型的人都各有其优点。

改变是在接纳和肯定自己独特性的基础上的有益添加，而不是把自己变得面目全非。这就好比每个人都有其生命的底色，或亮丽，或灰暗，每种底色自有其美，只要善于运用，在每一种底色上都能画出和谐、美丽的图案。如果满眼都是绿色让你觉得有一些单调的话，只需在合适的位置，在万绿丛中加上一点红，画面就会立刻生动起来。

成长小提示

[1] 觉察到情绪的时候，先和自己的情绪待一会儿，这是承认，也是允许、接纳和陪伴，让情绪平缓下来。

[2] 觉察和有意识本身就会带来变化，觉察是改变的开始。

[3] 在爱别人的同时不忘爱自己。

[4] 这些说法都是外来的因素，提醒和帮助我进一步觉察自己，从而构成了我变化的起点。

[5] 接纳会增加一个人的力量和勇气，在此基础上更容易添加一些期待的东西。

为自己的改变负责

改变永远是可能的，在你还没有真正下定决心做到之前，千万别说做不到。

1

生活总会在某些时候，把一个人推向困境，但人类求生存的本能总会寻求途径，运用自身的资源调整和改变，努力从困境中走出来。

这些年走在心灵成长的路上，我上专业课、成长课，进工作坊、咨询室，一次次看到在一些人身上发生的惊人变化。不夸张地说，前后的差别之大，如果打个比方的话，甚至可以用暴风骤雨和七色彩虹、冬天的枯木和春天的繁花、拥堵的河道和奔腾不息的河流来比喻。我一次又一次地为这些改变而感动，为生命力的焕发而喝彩，更加相信改变的可能性。

但改变又有困难，对有些人来说还非常困难。

几年前，有一对夫妻，在差点过不下去的时候开始寻求心理学的帮助。他们一起上课，一起参加家庭治疗的工作坊，并先后找到家庭治疗领域的好几位专家做咨询。认识他们的人都为他们对美好生活的向往、面对困难的勇气而鼓掌，期待着有一天，他们也能以崭新的面貌分享他们的成长。

可是，三年过去了，我最近又看到他们要求在工作坊里做个案。老师直接问他们："我听说，有好几位有能力的人都帮助过你们解决问题。如果今天还需要我帮助你们，我想问的是，哪个环节出错了？哪些帮助是无效的呢？"

这对夫妻似乎就是无法走出生活的迷途。

还有一个朋友，她所有的关系都出了问题，包括和老公、孩子、同事等的关系都不顺。这几年在工作之余，她没少拿出时间和金钱上课：个人成长课、亲密关系课、亲子关系课，甚至是不止一个心理治疗流派的专业课。她也积极参加平时的练习和一些活动，愿意开放自己的内心。可是生活中压力一出现，她还是难以应付。

2

改变是困难的，既要接纳自己，允许慢慢来，也要允许在某种程度上会有反复。[1] 我们可以从中学习些什么呢？

一个女学员的经历也许能给我们很多的启发。在生活中和记忆里，她有很多伤痛。她不仅夫妻关系不好，和父母的关系也很糟糕。童年创伤性的经历也是她恨爸爸妈妈的原因之一，她觉得作为父母，他们没能保护好她。她长期抑郁，不止一次对生活感到绝望，想过自杀。

为了处理自己的伤痛，她上了很多课，而且在课上积极提问、发言，争取做个案的机会，课下先后进行了几次一对一的咨询。可是每一次，她都似乎还是同一个“受害者”，似乎一直在表达：她的痛太深了，谁都没有能力帮助她解决这样的难题。[2]

约翰·贝曼老师看到了这一点，在一次为她处理童年创伤的时候，当她第二次强调“我就是无法放下对妈妈的期待”时，很平静地说：“那也是可以的，你如果愿意停留在这里，让过去的很多东西继续伤害你，那就待在这里吧。这样的话，你就不需要为自己负责了，因为那都是他们的错。”

贝曼老师就这样结束了这个处理的过程，然后开始讲下面的内容。

这个学员回到座位，立马收拾自己的东西，愤怒地离开了现场：“什么老师呀，根本就不关心人，不过如此而已！”

但是，改变却因此而真实地发生了。

在课程结束的那一天，她戴了一条彩色的丝巾，换了一件漂亮的长裙，容光焕发，整个人看起来轻松亮丽了很多。她站起来环顾四周，高兴地和大家分享：“谢谢老师踢了我一脚，尽管很痛，但是终于把我踢醒了。我清晰地看到了一个画面：一个沿街乞讨的小女孩，手里举着一个空碗，觉得自己好可怜。她到这个老师那儿讨一碗奶，到那个老师那儿要一碗粥。今天，我忽然明白，尽管有一些困难，但小女孩已经长大了，她有一双能劳动的手，早已不再无助，早已不用再乞讨。她可以为自己的生活负责，可以自己创造美好的生活！”

我能感觉到她那种解放的感觉，能感受到她内心的力量，真心地为她鼓掌！

3

回到前面的问题，改变的困难在哪里呢？

万物归宗，一切回到自己这里，在自己身上下功夫。比如，上文提到的那位觉得关系不顺的朋友，最初因为孩子临近小升初，她和孩子的关系变得紧张，所以选择了亲子课。可是，在亲子关系课上，她发现其实夫妻关系影响很大，夫妻间的矛盾不解决，和孩子的关系就很难改变，所以又选择上亲密关系课……绕了一大圈，她终于承认，不管是什么关系，都逃不过一个最重要的问题：和自己的和解与和谐。她说，其实上课之初她就觉察到了这一点，只是想避开它，看看有没有别的路可走。

任何的改变和成长从根本上来说都是自己的改变，都绕不开自己这一关。[3]

还有一点就是，成长避免不了疼痛。成长很美，却往往要经历痛苦，经历从痛苦慢慢走向整合的过程。处理曾经的伤痛，尽管不需要回到那里，但需要触碰当时的那份痛，再次在一定程度上体验那时的感受，这是好不容易走过的人都不愿意主动选择的，却是成长所必需的。与成长相伴随的，有时会是一堵墙，有时会是一条河，你不知道会发生什么。觉察是改变的开始，但对于有些事情来说，觉察到了，还要经历承认和接纳现实的痛苦，直到能勇敢面对，从伤痛中慢慢地走出来。

美国黑人作家埃尔德里奇·克里佛说过：“你不能解决问题，你就会成为问题。”很多时候，问题一旦出现，既不可能立刻解决，也不可能自行消失。

改变不容易，特别是当生命中有伤痛时，就更加不容易。我们可以对自己多一点耐心，多一点允许，多一点鼓励。当然，最终能为自己担负责任的只能是自己。改变需要勇气，向别人求助需要勇气，自己直面问题、解决问题更需要勇气。外来的帮助如同一丝亮光，我们凭借它找到自己的火柴，接下来需要做的是，用这根火柴，点亮自己生命的蜡烛。

改变永远是可能的，在你还没有真正下定决心做到之前，千万别说做不到。多一些勇气，多一些尝试，甚至多一些冒险，宝贵而短暂的生命值得也需要我们每个人为自己的改变负责。

成长小提示

[1] 这样的反复甚至偶尔出现更糟的情况常常都是必经的过程，又是很有意义的，我们可以从这个过程中得到学习和提高。

[2] 每个人都活出自己的信念。如果她认为谁都没有能力帮助她解决这样的难题，她的难题就很难解决。

[3]“我”是一切的根源，任何外力都要通过自己这一关才能起作用，在关系中也是如此。

带上自己去面对

不管发生什么，带上自己。无论是快乐还是悲伤，努力在生活的起伏中保持内心的安定。

近些年，越来越多的人以各种各样的形式促进自我成长：参加读书会、工作坊、课程，练习瑜伽，闭关，等等。每每从中获益，就像是走上了一条布满鲜花、阳光灿烂的道路，人一点点变得平和、安定和成熟。然而，这条路并没有想象的那么简单，它既不平坦，也不笔直，有时还会有意想不到的曲折迂回。

一个在心理学课程里浸泡了四五年，很努力、成长很快的朋友，在一个清晨，因为老公对早餐一句简单的抱怨而“小火山爆发”，放出“恶言恶语”来。老公的应对也足够糟糕，进一步激惹了她的愤怒。一来二去，两个人竟然动起手来，气得她浑身发抖好半天。

她虽然对老公生气，但更多的气愤则是针对自己的：我学习了这么多，还会因为小事这样“疯狂”，太挫败了！

她事后探索了一下自己的内在发生了什么，梳理得很好、很清晰，还是老问题：“我好像还是特别需要他认可我、肯定我，我特别希望他能呵护、滋养我。”[1]

她知道他爱她，但他有自己需要面对的功课。目前，不管是语言上的肯定、赞美、认同，还是行为上无微不至的关心和呵护，他都很难做到。这一点她清楚，也接纳了。她已经决定降低对他的高期待，增加自己的稳定性，自己更好地满足自己的渴望。

可是当时，她被他说的话、做的事带跑，又和自己失联了。

在一个心理学学习团体中，有一个学员倡议，以更加接纳和开放的态度，邀请更多新的朋友加入。如果人比较多，每次活动的安排就会有困难。更重要的是，每次活动的时间有限，每个人最好有足够的时间、足够的安全感，尽可能地深入学习，所以其他人暂时没有同意。

这在倡议者的预料之外。小组就此事进行沟通的时候，他难以掩藏自己的失望和对其他人的愤怒，说了很多难听的话。

等安静下来的时候，他非常坦诚地说：“我感到很意外，有些生气，觉得你们不尊重我。其实，我是想得到你们的认可和理解，希望大家起码要肯定我的动机。现在我能够分清了，大家只是拒绝了我的建议，而不是拒绝我这个人[2]，大家都在为团体的发展负责。谢谢大家，这对我来说是又一次重要的学习。”

走在个人成长这条道路上，就是找到了一条通向自己的道路。我们能联结自己内在的生命力，体验到生命本质上的美好与纯粹，欣赏生命的独特与珍贵，用自己强大的生命力满足自己的渴望，这往往会成为很多问题最好的答案。这样的时候，我们说看见了自己，和自己在一起。但这还没有成为我们习惯的、熟悉的方式，还没有成为我们生命的常态。[3]

怎样才能时时处处提醒自己，回到自己的中心，和自己在一起呢？一次很棒的团体雕塑成长活动，让我深受启发。

那是一个有好几年从业经验的心理咨询师，有一段时间，她感觉自己身心俱疲，主动求援。雕塑到最后，还是聚焦到了她与自己的关系上：因为内心对自己不接纳、不认可，所以不允许自己放松，不允许自己做得不够好……

当她再一次联结自己，体验自己鲜活的生命力和强大的生命能量时，老师希望进一步推动，把这一点锚定。老师邀请她站起来，带上雕塑过程中她自己的扮演者作为她的“自己”，向在场的每一个人逐一承诺一遍：“今后，无论发生什么，我都要带上自己去面对！”

开始的时候，她还有些简单模仿的感觉。慢慢地，当她一遍一遍地承诺要带上自己去面对，每个人又给她积极鼓励和反馈的时候，她有些受不了了。她流着眼泪，哽咽却又无比坚定地说：“今后，无论发生什么，我都要带上自己去面对！”感觉得到，她每向一个人承诺一次，她“自己”的力量就会多回来一些，对自己的接纳、认可甚至欣赏也会多一些。

我想到了用一个美好的事物代表我的“自己”。我的壁橱里有一朵精美别致的蜡质鸡蛋花，那是儿子小学毕业的暑假，我第一次带他去毛里求斯旅游时买的。那次旅行对我来说很特别，挑战了我的勇气和智慧，也让我欣赏到了人间至美的风景，还有人与人之间超越不同语言的温情。旅行时的我，有勇气，有爱心，好奇心强，开放，懂感恩……每当想起这次旅行，我都会深深地感恩自己所拥有的一切。

鸡蛋花很小、很美，我下意识地感到，它在某种程度上可以代表我的“自己”。我把它从壁橱里拿出来，放在书桌上很显眼的位置。如果愿意，我也可以把它放在背包里，带在身上。它随时随处提醒我，回到自己的中心，特别是在我困顿、迷惑、纠结、失落的时候，它就成了我的一个美丽天使。

不管发生什么，带上自己。无论是快乐还是悲伤，努力在生活的起伏中保持内心的安定。也许有一天，我们已经形成习惯，不用再提醒就能做到“当知当觉”，遇见事情，先联结自己，稳定下来，做出更好的回应和选择。

成长小提示

[1] 内在的渴望没有很好地得到满足，就容易在很多外在的事情上表现出来。

[2] 在这里，能把“我的建议”和“我这个人”进行区分，是难能可贵的。建议被拒绝，不等于人被拒绝。

[3] 这是一个人能够越来越多地联结自己的生命力，和自己越来越和谐一致的过程。

做自己够好的陪伴者

有一个人，可以做我们够好的、永远的陪伴者，那个人就是——自己。

有这样一个人，她智慧、勤奋，为事业耗费了大半辈子的心力。在年近 50 岁的时候，她终于带领团队把她的产品做到了国内最高级别的水平，在一次国家级评奖中荣获了一等奖，这是她所敢奢想的最高级别的奖项了。

她清楚地记得，那是在一个冬日的晚上 8 点多钟，她在家里接到了一个了解内情的熟人的电话：“祝贺你，通过了！”

她有点不敢相信自己的耳朵：“真的吗？是最后的结果吗？不会再出什么岔子吧？”上一次评奖，她就是在最后的关头被拦在门外的。

消息再一次得到确认。

她掩饰不住内心的激动，潸然泪下。这么多年的辛苦和付出，总算值了。

她兴奋地拿起手机，想找一个人和她激情相拥，庆祝这一美好的时刻；想和谁举杯共饮，畅想接下来的美好前景。

可是，翻了半天通讯录，竟然不知道打给谁：这时候是不是打扰人家了？重要的是，人家在乎吗？……最后，她无奈地放下手机，长长地叹了一口气：“唉！谁能与我分享？”

人活着，难免会有这样感到很孤独的时候。

孤独不仅是无人可以让你安心、坦然地在他面前畅所欲言，而且有些时候，即使有这样的人，他也无力帮助你。

一位曾经很出名的女歌星，有很长的一段时期没有在屏幕上露面。原来，母亲的去世令她悲痛、遗憾、自责，她很长时间走不出抑郁情绪。其间，一个最知心的闺蜜给了她最大的理解、关怀和陪伴，但是两个抑郁气质的人在一起，只是从一个人哭变成两个人一起哭。[1]

或者，有人愿意而且也能够陪伴你，但此时此刻，他不能。他可能正在为工作、为家人忙得不可开交；可能也正面临着自己的苦恼和焦虑；可能只是太累或者太困了，需要无人打扰，痛快地睡上一觉。

记得儿子小升初之前大半年的时间里，我也常常感到低落。儿子不是“牛娃”，不能靠奥数、科技特长、推优等途径进入好一点的初中。我和先生依靠自己的能力和努力有了今天的一些成就，但在北京这样的地方，我们没有足够的影响力帮儿子进入好一点的初中。我知道，有朋友也许能拉一把，于是很忐忑地把电话打过去。一个人很干脆地说北京小升初太难弄，帮不了；另一个人听起来很迟疑，后来我听明白了：如果他托 A 帮我解决了儿子小升初的问题，他就需要帮 A 解决一个更为棘手的问题，这让他很为难。

我很清楚，每个人都活在特定的情境中，都有不能逃脱的现实。我也知道，在儿子升初中的这件事上，所有相关的人的回应都无可厚非，但结果很可能不是我想要的。我很失落[2]，在那段时间，也没有什么人能帮上我。最后，借着学区房业主的便利，儿子上的初中还算满意，但回顾过程中那么多的纠结和无奈，每次想起来，我的心中都有着无法言说的感伤。

有时候，人生就像一趟孤独的旅行，有“驴友”可以结伴前行，他们离开了，也还要一个人走。

生而为人，我们拥有生存和发展所需要的每一样东西。[3]有一个人，可以做我们够好的、永远的陪伴者，那个人就是——自己。

和自己在一起，和自己的身体、心灵、思维和情感在一起，静静地倾听自己。我们可以温柔地和自己对话：亲爱的，你怎么了？发生了什么？如果那些纷繁复杂的感受会说话，它想表达什么？感受背后的观点是合理的、人性化的吗？我期待发生什么？我怎样为自己的这个期待负责？我想要什么？能不能自己满足这些？

比如，做自己够好的父母。当你无意间把一件事情搞砸时，就像对打翻了奶瓶，手足无措的孩子一样温和地对自己说：“哦，打翻奶瓶了。有没有伤到自己？用不用给你拿创可贴？没关系，你用扫帚把地上的碎片打扫干净，我来用抹布擦桌子。”然后告诉他：“你还小，两只手拿杯子就不容易倒了。”

比如，做自己够好的爱人。在必要的时候，对自己许下誓言："我爱你，无论是顺境还是逆境，富裕还是贫穷，健康还是疾病，快乐还是忧愁，我都将永远爱你，珍惜你，对你忠实，直到永远。"甚至，我们可以拍拍自己，抱抱自己，给自己爱。

比如，做自己够好的朋友。在需要的时候，自我关爱，自我接纳，自我激励，自我安慰，自我宽恕。失败时为自己擦干眼泪，成功时为自己举杯庆贺。

做自己够好的陪伴者，对于很多人来说都是一个新课题，最需要的是相信自己。就像在萨提亚治疗师约翰·贝曼博士的课上，一个做个案的学员希望能得到更多的支持，贝曼博士指着课堂里的其他学员，温和地对她说："如果他们给我放假，我就和你一起去建你的新房子；如果我没去，那是因为，我相信你可以自己建造你的房子。"

是的，每个人都可以建造属于自己的房子。

成长小提示

[1] 沉浸在负面情绪中过久，不仅对管理情绪没有帮助，而且更容易陷入受害者思维的模式里。

[2] 这是降低和放下期待之后带来的失落，是需要陪伴和处理的。

[3] 萨提亚模式的重要理念之一是，我们拥有所需要的一切内在资源，以便成功地应对和成长。

解读：萨提亚模式如何看待改变

萨提亚模式作为一种成长模式，作为一种转化式系统治疗模式，对改变的信念和理解是其非常重要的内容，也是转化式系统治疗的基础和前提。概括起来，萨提亚模式对改变的信念和理解可以概括为以下几点：

一、改变永远是可能的

萨提亚模式认为，改变永远是可能的，即使外在的改变有限，内在的改变仍然是可能的。萨提亚女士认为，治疗师可以传达这样的希望：我们每个人都可以在生命的任何阶段重新学习。在任何时候，人们都可以说："一定有更好的方法，而且我将找到它。"她非常看重这种希望的传播，认为"希望"是改变的重要组成部分。我们无法改变过去已经发生的事情，但可以改变那些事情对我们造成的冲击。

萨提亚女士认为，信念在改变中扮演了非常重要的角色，一旦我们有了信念，身体也会与我们合作。她说："记住，身体对任何想法都是异常敏感的。而且你也知道，年龄几乎与此无关。因此，当你去关注自己还需要什么时，心理储藏室里的空房间就近在咫尺了。因为那些不再合适的旧东西已经消失了，现在你有了空间去容纳新的事物。"我们拥有所需的一切内在资源，以便成功地应对和成长。事情总是可以变得更好，而且我们完全可以做到。改变的过程是选择的过程，是为自己负责的过程，在你还没有真的下定决心做到之前，千万别说做不到。

二、改变又是不容易的

改变是不容易甚至是困难的。萨提亚曾经说过，成长的需求并不总是能够引发变化。

牛顿运动第一定律指出，如果没有外力作用于物体上来改变它们的状态，物体将永远保持静止或是匀速运动。对人类而言，我们中的大部分人会选择维持现状而不是改变，我们需要强大的动力来激发我们从熟悉的状态移动到一个新状态或者舒服的位置。困难主要表现在以下几个方面:

首先，和改变带来的不适相比，我们大多数人更倾向于选择自己所熟悉的方式，哪怕这种熟悉的方式失去了功能，哪怕是在压力的状态下。就像《为自己的改变负责》里那对走不出生活迷途的夫妻，或者那位努力学习，但只要压力一出现还是无法应对的朋友。熟悉的方式尽管失去了功能，但在感觉上是安全的，不会有未知带来的恐惧。

其次，过往事件和经历带来的束缚和制约。萨提亚女士说，过去的经历可能仍然能对现在形成强大的制约，过去的感受可能仍然会被否认或没有得到解决。由过往经历带来的信念也会形成强大的制约，如《为自己的改变负责》里被贝曼老师“踢了一脚”的那位学员，也许在潜意识中，她认为她的难题太大了，谁都没有能力帮助她解决，这无疑会形成强大的阻碍。

最后，改变也会带来痛苦和不适。这包括承认现实的痛苦，就如认为被贝曼老师“踢了一脚”的女学员，“我就是无法放下对妈妈的期待”。被妈妈好好保护的期待再也无法得到满足了，这就是需要承认的痛苦现实。同时，不管是重新面对过去的痛苦经历，还是对新的应对方式的不熟悉、不习惯以及结果的未知，都会影响到改变的决心和行动的持续。此外，还有方法技巧的问题，我们以往掌握的改变的技巧太少，导致无法实现希望产生的改变。

三、改变是在接纳基础上对需要和合宜部分的增加

萨提亚模式认为，改变并不是要“剔除”或“消灭”旧有的东西，相反，它认为要接纳过去。欣赏和接纳“过去”可以帮助我们更好地管理“现在”。

首先，有些东西在很久以前是很有用的，比如一些老规矩、老观念，一些过时的结论等，那时我们可能不知道还有更好的做法，或者当时已经尽力而为了。就像萨提亚女士在一次演讲中说的一样：“通过某种‘奇怪’的方式，许多习惯都曾为我们抵挡住了某些东西。”因此，我们需要首先接纳不再需要的事物，保留其中合宜的，让其中不合宜的带着我们的祝福离开，从而为新的事物腾出空间。这是放下，是不给予更多的关注，慢慢地，那些不合宜的事物就会失去力量。

其次，添加我们需要但尚未拥有的东西。随着我们不断前行，我们需要新的、不同的东西，因此，我们需要运用自己拥

有的资源，添加一些需要但尚未拥有的东西。我们有着无限创造的可能性，因此也总会产生一些新的需求。添加这个过程本身就会改变事物的原貌，只是简单地加入别的东西就可以拉开这一过程的序幕，这样做可以让每件事都在积极的层面上向前发展。“我们可以通过添加来学习，在已有的基础上补充。一旦掌握了这个诀窍，我们余生都可以不断地充实。”

无论是放下还是添加，都是我们的选择，也是我们的创造。正是这样的选择和创造使改变成为放下、添加、联结的循环，不断把人生带入崭新的境地。

四、改变的五大基本元素

作为改变形成的重要基础，以下五大元素是非常必要的。

一是体验性，即改变发生在此时此刻，能够在身体、感受、认知、渴望等层面体验到。萨提亚模式信念之一，过程是改变的途径，故事的内容形成情境，而“改变”即在其中发生，强调的就是这种体验性。

二是系统性，即改变必须在个人内在系统——冰山隐喻的各个层面，以及人际互动系统中进行。个人内在系统的改变是人际系统改变的前提。

三是正向导向，即把改变的重点放在积极正向的目标上，带来新的可能性，注入新的希望。

四是聚焦改变，即重点放在个人内在的改变与转化上，不仅仅是宣泄或释放，还要指向新发展出来的目标。

五是运用自己的一致性。在关系中首先让自己和谐一致，就可以很好地与对方联结，对方的渴望就可以得到满足，从而促使关系更加和谐。

五、改变会经历混乱，混乱是成长的重要环节

改变需要经过不同的阶段，萨提亚女士在同她一起工作的人身上观察到改变的六个阶段，约翰·贝曼博士在此基础上加入了转化，从而形成了变化过程的七个阶段，完成一个循环。

（1）现状：这是一个平衡或静态的阶段，人们停留在封闭的系统中，通常需要付出相当大的代价。

（2）引入一个外部因素：外部的因素通常是治疗师，也可能是一位朋友、同事或亲戚等，以温和而坚定的态度进入这个封闭系统。

（3）混乱：封闭系统被打开，状态变得不平衡，旧的行为不再合适，新的应对方式尚未形成，也会让人因为害怕、抗拒而想回到原来的状态。

（4）转化与改变：在个人内在或家庭系统处于某种混乱状态时，会出现指向正向导向的目标，这个阶段往往需要较长的时间。

（5）整合：新的学习内容被整合，新的存在状态开始发展。

（6）练习：通过不断实践，练习新的学习内容，使新的状态得到强化。

（7）新的现状：新的现状代表一个功能更加良好的存在状态。

在这样的几个阶段中，每一个阶段都建立在前一阶段的基础上，这些阶段是多面的、可重复的。需要特别强调的是，改变会经历混乱，混乱是改变过程中一个自然而且必须的部分，在某些时刻甚至还会呈现出倒退的现象，但这都是成长的重要环节。改变的过程将贯穿我们的整个生命。

参考资料来源

1. 维吉尼亚·萨提亚、约翰·贝曼、简·格伯、玛利亚·葛莱莉：《萨提亚家庭治疗模式》，北京：世界图书出版公司2007年版。

2. 约翰·贝曼：《萨提亚转化式系统治疗》，北京：中国轻工业出版社2009年版。

3. 维吉尼亚·萨提亚：《新家庭如何塑造人》，北京：世界图书出版公司2006年版。

4. 维吉尼亚·萨提亚：《尊重自己》，北京：世界图书出版公司2016年版。

5. 维吉尼亚·萨提亚：《沉思冥想》，北京：世界图书出版公司2016年版。

6. 约翰·贝曼：《萨提亚冥想——内在和谐、人际和睦与世界和平》，北京：中国轻工业出版社2009年版。

7. 约翰·贝曼：《关于哀伤与丧失》，北京：齐家盛业教育科技有限公司、贝曼萨提亚中国管理中心。

8. 约翰·贝曼："萨提亚转化式系统治疗专业课"讲义。

9. 玛利亚·葛莱莉："萨提亚模式亲密关系工作坊"讲义。

10. 沈明莹："心灵之旅——萨提亚模式个人成长工作坊"讲义。

11. 林文采："萨提亚家庭治疗专业技术连续文凭课程"讲义。

12. 张天安："裂缝中的光——萨提亚家庭重塑工作坊"讲义。